"十四五"时期国家重点出版物出版专项规划项目

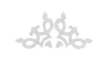

中医常见及重大疑难病证专辑文献研究丛书

青盲

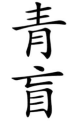

丛书总主编　王春艳　贾　杨

丛书总主审　张如青

主　编　王琼　徐红

主　审　张仁　张殷建

上海科学技术出版社

图书在版编目（CIP）数据

青盲 / 王琼，徐红主编. -- 上海 ： 上海科学技术
出版社，2023.1
（中医常见及重大疑难病证专辑文献研究丛书 / 王
春艳，贾杨总主编）
ISBN 978-7-5478-5987-2

Ⅰ. ①青… Ⅱ. ①王… ②徐… Ⅲ. ①视神经萎缩－
研究 Ⅳ. ①R276.746

中国版本图书馆CIP数据核字(2022)第212611号

本套丛书由上海市进一步加快中医药事业发展三年行动计划(2018—
2020)项目"中医常见病证专辑文献研究"[项目编号：ZY(2018—2020)-
CCCX-3001]资助出版。

青盲

主编　王　琼　徐　红

上海世纪出版(集团)有限公司
上海 科 学 技 术 出 版 社　出版、发行
（上海市闵行区号景路 159 弄 A 座 9F－10F）
邮政编码 201101　　www. sstp. cn
山东韵杰文化科技有限公司印刷
开本 787×1092　1/16　印张 11.25
字数 170 千字
2023 年 1 月第 1 版　2023 年 1 月第 1 次印刷
ISBN 978-7-5478-5987-2/R·2649
定价：69.00 元

　　本书为"中医常见及重大疑难病证专辑文献研究丛书"中的一种,围绕青盲历代经典古籍文献展开论述。青盲相当于西医学的视神经萎缩,是多种疾病引起的视网膜神经节细胞及其轴突损伤的最终结果。本书包括上、下两篇,上篇为青盲历代文献精粹,包括经典医论、特色方剂、食疗药膳方、外治法;下篇为青盲历代名家经验,包括近现代名医医论医话、历代医案。本书旨在从古籍文献中挖掘整理、系统分析历代医家诊治青盲的学术和实践精华,从古籍文献中寻找理论根基和临床实践的源泉。

　　本书可供中医临床工作者、中医文献研究者、中医院校师生及中医爱好者参考阅读。

内 容 提 要

本书编委会名单

中医药发展已上升为国家战略,《中华人民共和国中医药法》规定:"国家采取措施支持对中医药古籍、著名中医药专家的学术思想和诊疗经验以及民间中医药技术方法的整理、研究和利用。"《中医药事业中长期发展规划(2016—2030)》明确:"实施中医药传承工程,全面系统继承历代各家学术理论、流派及学说,全面系统继承当代名老中医药专家学术思想和临床诊疗经验,总结中医优势病种临床基本诊疗规律。"《中共中央 国务院关于促进中医药传承创新发展的意见》指出:"挖掘和传承中医药宝库中的精华精髓。加强典籍研究利用,编撰中华医藏,制定中医药典籍、技术和方药名录,建立国家中医药古籍和传统知识数字图书馆。"习近平总书记多次提到要"深入发掘中医药宝库中的精华",而中医药古籍文献正是这一宝库的真实载体和精华所在。

尤其《中医药"十四五"发展规划》还明确:"开展国家中医优势专科建设,以满足重大疑难疾病防治临床需求为导向,做优做强骨伤、肛肠、儿科、皮肤科、妇科、针灸、推拿及脾胃病、心脑血管病、肾病、肿瘤、周围血管病等中医优势专科专病,巩固扩大优势,带动特色发展。制定完善并推广实施一批中医优势病种诊疗方案和临床路径,逐步提高重大疑难疾病诊疗能力和疗效水平。"可见系统开展历代医家诊治各类疑难杂病、常见病的学术思想、临床经验、流派特色的挖掘研究和转化应用已成行业共识,必将迎来一个研究高潮,其中文献研究更是理论策源的根基,不可缺少,至关重要,将中医古今文献的挖掘研究与当代临床实践紧密结合,也必将成为未来中医药事业发展的一条重要路径。

上海市中医文献馆自1956年建馆以来从未间断对历代名医名著的临床经验挖掘研究,本丛书是在既往工作经验基础上,立足于对当代临床常见病及重大疑难病证的古籍文献的系统性、综合性挖掘研究,实乃创新之举。其目标是对历代名家关于当代临床多发病及重大疑难病证的古籍文献进行全方位、系统性归类整理和分析研究。

本丛书从整理挖掘历代中医药文献(包括从中医书籍、期刊、讲义、未刊抄本等)入手,对历代医家的医论医话、经典发微、医史研究、典型医案、临床经验等进行挖掘,对其中的学术观点、有效方剂、用药特色、辨证思维、加减化裁、特色技术、适宜技术等加以挖掘汇聚、分类整理和比较研究。各分册内容大体包括疾病概述、专病病因病机、专病辨证论治、专病特色方药、专病其他特色疗法(针法、灸法、外治法、推拿按摩、民间偏验方、食疗养生方、治未病与康复),以及专病历代名家经验(包括历代名医医论医话、历代名医经典医案)。各分册根据各自特点或增加个性化章节2～3章。

本丛书包括《喘证》《鼓胀》《肿瘤》《崩漏》《胎漏胎动不安》《绝经前后诸证》《不寐》《腰痛》《胁肋痛》《青盲》《丹毒》《口疮》《湿疹》《瘾疹》《小儿疳证》《小儿惊风》等内外妇儿伤等各科疾病的16个分册,在当代中医药常见病及重大疑难病证文献研究方面具有代表性,总计300余万字,丛书及各分册主审均为相关领域的文献研究专家与临床专家,有效确保了本丛书的编撰质量。

本丛书承续上海市中医文献馆在建馆之初组织编写的《中医专病专辑》丛书及其在全国产生广泛影响的历史经验,创新编写体例,突出名医—名流—名著—名术—名方—特色方药的经验传承,突出特色诊疗技术和理论创新,与时俱进;利用现代检索等研究手段,聚焦于医家诊疗中具有特色优势的专病诊疗经验,从历代文献中挖掘整理、系统分析提炼临证精华,通过文献研究进行全方位、系统性归类整理和比较研究,从古籍文献中寻找理论根基和临床实践的源泉,力争做到古今文献深度融合、药物和非药物疗法结合、内服外用方药结合、繁简用方用药结合、名医医论医话与典型医案结合、原文和编者按有机结合、文献与临床研究相结合。

作为上海市中医药三年行动计划项目的重要成果,本丛书的研究编写始终坚持研究与传播相结合、项目建设与人才培养结合、馆内外专家结合。以成果为导向,目的是培养一批具有较高学术水平的中医临床文献研究人员和中医临床专家,突破文献馆研究资源的局限,将中医临床文献研究的主编和编委队伍向馆外优秀中医文献研究机构和各大临床机构的骨干专家拓展,通过团结合作有效提升项目的参与度,提高研究成果的质量。

文献是中医药宝库精华的重要传播载体,是挖掘宝库精华的根基所在和理论创新源泉。希望通过本丛书的出版,进一步深化与提升中医药临床文献研究的底蕴和价值,为构筑起一座沟通融合中医文献与临床之间的桥梁做出积极探索。

编　者

2022 年 8 月

一、本系列丛书辑录的文献资料截止到当代。

二、凡是有一定影响和学术价值的，或言之有理而自成一家的，对中医临证治疗有参考价值的文献资料，均依原文录入，其有雷同者则不赘录。

三、本书按照经典医论、特色方剂、食疗药膳方、外治法、近现代名医医论医话、历代医案等进行分类整理。

四、凡是文字古奥难懂，引用时酌加注释。

五、古籍中唯心、迷信之说不予取录。

六、引用文献由于版本不同，难尽一致，因此，本书将主要引用书目附于书末，以备读者稽考。

七、本书所载犀角等中药材，根据国发〔1993〕39 号、卫药发〔1993〕59 号文，属于禁用之列，均以代用品代替，书中所述犀角等相关内容仅作为文献参考。

目 录

第六章 历代医案 …………………………………………… 110

青 · 盲

青盲历代文献精粹

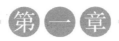

经 典 医 论

第一节 病 名 概 述

一、病名源流与演变

青盲之名出自《神农本草经·草》，以外观无异，视力渐降，终致失明的过程而得名。《秘传眼科龙木论》卷之六中提出了"小儿青盲"和"后为青盲"两个病名。《太平圣惠方》卷第八十九《治小儿青盲诸方》中论："夫眼无障翳，而不见物者，谓之青盲，此由小儿脏内，有停饮而无热，但有饮水停积于肝也。目是五脏之精华，肝之外候也。肝气通于目，为停饮水所渍，脏气不宣和，精华不明审，故不赤痛，亦无翳，而不见物，故名青盲也。"《普济方》卷三百六十四中亦有类似记载。《诸病源候论·目病诸候》对其病证有所记载："青盲者，谓眼本无异，瞳子黑白分明，直不见物耳。"《证治准绳·杂病·七窍门》认为本病可因"玄府幽邃之源郁遏，不得发此灵明耳。其因有二：一曰神失，二曰胆涩。须询其为病之始，若伤于七情则伤于神，若伤于精血则损于胆"。《审视瑶函·青盲症》曰："夫青盲者，瞳神不大不小，无缺无损，仔细视之，瞳神内并无些小别样气色，俨然与好人一般，只是自看不见，方为此症。"《目经大成·青盲八十》论"此症目内外并无翳障，金井不大不小，俨与常人一般，只自不见"等。可见青盲一病，历代医家所述较为统一，变化不大。

二、现代研究进展

青盲相当于西医学的视神经萎缩，是多种疾病引起的视网膜神经节细胞及其轴突损伤的最终结果。视神经萎缩分原发性视神经萎缩（又名下行性视神经萎缩）、继发性视神经萎缩（又名上行性视神经萎缩）两类。

（一）诊断要点

1. **症状**　眼外观如常，视力渐降，终致失明；或见原发病变。

2. 体征

（1）视盘颜色苍白、边界清晰、筛板可见，血管正常或变细。

（2）或视盘灰白，边界模糊，筛板欠清，视网膜血管改变。

（3）或视盘蜡黄，边界模糊，血管变细，视网膜骨细胞样色素沉着。

（4）或视盘灰白，边界清晰，生理凹陷扩大，血管偏鼻侧，呈屈膝状。

3. 辅助检查

（1）视野异常。

（2）视觉诱发电位：P100 潜时延长，振幅下降。

（3）CT/MRI：或发现占位。

（二）类证鉴别

1. 单纯性视神经萎缩 见于视网膜色素变性、Leber 视神经病变等。

2. 继发性视神经萎缩 由于眼压高、缺血、炎症等导致。

3. 外伤性视神经萎缩 外伤直接损伤视神经或外伤性视神经挫伤等导致。

4. 中毒性视神经萎缩 因为服用药物、食物或者烟酒等引起，例如乙胺丁醇、异烟肼等。（《实用中医眼科学》）

（三）西医治疗进展

1. 药物治疗 西医一般药物治疗视神经萎缩多以增强代谢功能、扩张血管及营养神经的药物为主。如肌苷、腺苷三磷酸（ATP）、维生素 B_{12}、维生素 B_1、维脑路通等。比如有研究者用复方胞二磷胆碱球后注射治疗各种原因所致的视神经萎缩 104 只眼，对治疗前后的视力和视野进行比较，结果视力提高至 0.1 者 16 只眼，提高至 0.2 以上者 34 只眼，其中 15 只眼达 1.0，有效率为 48%；视野扩大 42 只眼，其中恢复视野者 14 只眼，有效率 81.3%；综合视力视野疗效，总有效 65 只眼，占 64.2%。还有研究者用硝酸士的宁太阳穴或球后注射治疗外伤性视神经萎缩 20 只眼，10 只眼有效。浙江省金华市中医院眼科采用复方樟柳碱注射液（主要成分为氢溴酸樟柳碱和盐酸普鲁卡因），穴位注射方法治疗视神经萎缩 58 例（107 只眼），临床疗效较好。复方樟柳碱注射液穴位注射是将针刺及药物对穴位的渗透刺激作用和药物的药理作用结合在一起发挥综合效能,改善视神经的血液供应,调节代谢,从而促进已部分萎缩的视神经提高视功能。但在应用复方樟柳碱时,要注意其副作用,有青光眼及出血性疾病患者应慎用。此外注射用复方胞肌(主要成分为胞二磷胆碱和肌苷),也是治疗视神经萎缩的新药,其改善局部微循环和提高线粒体的活性,协同改善视神经细胞的代谢活动,并增强疗效,对组织结构尚存或具有一定活性的受损神经纤维产生激活、营养、修补甚至再生等作用。

2. **非药物治疗** 外伤性视神经萎缩早期应用视神经减压术,辅以大剂量激素治疗,后期应用高压氧等方法治疗,另外用体外反搏治疗各种原因所致的视神经萎缩,取得了较好疗效。体外反搏可加强主动脉、颈总动脉舒张期的灌注压及血流量,改善侧支血循环,使眼动脉血液动力学的情况得到改善,视神经可得到充分血供,克服缺氧状态。

(四)中西医结合综合治疗法

目前此类方法有较多报道如有研究者以辨证使用中药汤剂,配合针刺球后、承泣等穴,并以西药硝酸士的宁穴位注射太阳穴等方法治疗视神经萎缩,有效率为84.33%。该疗法对缺血性视神经病变和外伤性视神经病变所致的视神经萎缩疗效最好,而对青光眼肿瘤压迫性视神经萎缩疗效较差。也有研究者采用辨证与辨病相结合,静脉滴注葛根素注射液,口服中药血府逐瘀汤加减,配合针刺合谷、风池、球后等,并穴位注射药物抗菌Ⅰ号(系院制剂室自制即补中益气汤针)加维生素 B_{12},综合治疗,从而达到调整整体功能,扩张血管,疏通脉络,改善微循环,对提高视力,扩大视野,临床疗效是肯定的,总有效率为80.76%。还有研究者为了评价中西医结合、通补结合法治疗视神经萎缩的确切疗效,采用对观察组132例(对照组50例)顽固性视神经萎缩患者用中西医结合,先通后补法进行治疗,并对两组治疗前后的视力、视野、色觉、FFA、L-VEP进行比较。结果显示观察组视力提高率为74.07%,对照组为41.38%,结论得出对视神经萎缩患者,不论其病因为何,均不能轻易放弃治疗,中西医结合,先通后补法疗效明显优于一般常规的中医辨证和西药治疗,具有明显的临床优势。〔李雪,张凤梅. 视神经萎缩中西医治疗的研究进展[J]. 四川中医,2007(3):38-39.〕

第二节 病 因 病 机

本病由肝肾气虚,精血衰弱,肝气郁结,玄府郁遏,脏腑精华不能上承于目,或气血两亏,目失滋养所致。总的病机为目中玄府闭塞,以虚证为主或虚实兼夹。肝肾两亏或禀赋不足,精血虚少,不得荣目,致目窍萎闭。久病体虚或心脾两亏,气血不足,目窍失养,神光衰竭。情志抑郁,肝气不舒,玄府郁闭,神光受阻。脾虚湿泛,上蒙清窍,目中玄府不畅。余邪稽留,肝风上扰,目窍萎闭。头眼部外伤,或肿瘤压迫,致脉道瘀阻,玄府闭塞。

眼无障翳而不见物谓之盲。此由小儿脏内有停饮而无热,但有饮水积渍于肝也。目是五脏之精华,肝之外候也,肝气通于目,为停饮所渍,脏气不宣和,精华不明审,故不赤痛亦无障翳而不见物,故名青盲也。(《诸病源候论·小儿目盲候》)

夫眼无障翳,而不见物者,谓之青盲……目是五脏之精华,肝之外候也。肝气通于目,为停饮水所渍,脏气不宣和,精华不明审,故不赤痛,亦无翳,而不见物,名曰青盲也。(《太平圣惠方·治小儿青盲诸方》)

夫眼者,轻膜裹水也。其性静,其鉴明,瞻视分别,物无不瞩也。至如气清神爽,脏乃安和。稍有一脏气伤,风邪竞作,目无痛痒,卒然而失明,为肝胆风邪毒气所伤,毒气不散,上注于目,故令目青盲也。(《太平圣惠方·治眼青盲诸方》)

论曰:《龙木论》称内障,有变青盲者,初患之时,昏暗,不痛不痒,亦无翳膜,至于失明,与不患者相似,是知青盲之状,外无异证,瞳子分明而不见物,由肝肾气虚,精血衰弱,不能上荣,故目盲而无所见也。(《圣济总录·目青盲》)

小儿饮水久停肝,翳障全无辨物难;夜里不明为雀目,青盲昼夕一般看。(《幼幼新书》引《婴童宝鉴》)

此证多因酒色太过,内伤肾气,不痛不痒,渐失其明,眼目俱不伤损,有似常人,只因一点肾气不充,故无所见;有谓瞳人反背,有谓翳膜遮朦,皆非也,宜服还睛滋肾之药。(《古今医统大全·青盲内障十九》)

小儿目患青盲者，何也？答曰：脏腑虚弱也，因伤冷物至极，气不能宜通，赤而不痛，全无障翳，致使白日视物不见也。（《秘传眼科龙木论·第五十九问》）

此眼初患时，于母胎中或受惊邪之气，致令生后五七岁以来，便乃患眼。其初患之时，夜卧多惊，呕吐痰涎黄汁，渐渐失明。还从一眼先患，后乃相牵俱损，致使然也。（《秘传眼科龙木论·治小儿青盲外障候》）

青盲者，目内外并无障翳气色等病，只自不见者是，此乃元府幽深之源郁遏，不得发此灵明。其因有二：一曰神失，二曰胆涩。须究其为病之始，若伤于七情，则伤于神，若伤于精血，则伤于胆，皆不易治，而失神者尤难。有能保养不治亦愈，若年高及疲病者，或心肾不清足者，虽治不愈，世人但见目盲，便呼为此证者谬矣。夫此证瞳神不大不小，无缺无损，细视之，瞳神内并无些少别样气色，俨然与好人一般，只是不见，方为此证。（《审视瑶函·青盲症》）

此症目内外并无翳障，金井不大不小，俨与常人一般，只自不见。初起视斜视短，间有神膏绿与水轮黄色者。其因有二：曰心肾不交。盖心者，神所舍也，宜静而安。肾者精所藏也，宜固而秘。不安不秘，是为不交。不交则精神潜散，精散则销阴而视斜，视斜者，犹下弦之月向晦也。神散则销阳而视短，视短者，犹着花之灯未剔也。精神俱散，阴阳两销，则营卫关格，目淹淹如长夜矣。一曰甲己不合。盖甲为胆，胆乃金相水质，澄之不清挠之不浊；己为脾，脾为后天黄庭，诸阴之首，万物之母。土木合德，生生不已。甲己不合，乙戊先伤。肝伤则血不和，目不能辨五色；胃伤则五脏失资，不能运精归明于目。且胆寄旺于肝，肝有贼邪，胆汁自坏，故燥上炎而睛绿。脾食气于胃，胃有壮火，则脾亦散气，故中寒，湿热上蒸而睛黄。睛黄、睛绿，甲己真色。真色已现，真元索然，则元府出入之路被邪遏抑，不得发此灵明，目虽有，若无矣。此二因者，究竟皆得于七情六欲，最不能治。有抱元守真，药饵无时无算，或稍痊可。如年形衰迈，性气浮躁，治亦无济。关格者，百病之关键，解见暴盲。元府者，河间谓十二经皆有之，乃神气出入升降之道路门户也。元府热郁，则闭塞不通，五官四末，有时不用。由是言之，青盲即暴盲，经脉即元府，关格即闭塞，悬而似近，异而实同矣。经脉即元府，说的是。然余更有妙解。盖经系手足三阴三阳之经，脉乃通五官四末之脉，元府则脉中流行，不舍昼夜之气血。譬诸花木，根干，经也，枝叶，脉也，雨露滋荫，有如元府。根干伤，则枝叶萎;枝叶伤,则花果落,一定之理也。又如人放纸鸢扶摇而上,直干霄汉,命脉在此一线。倏而风翻不用,乃线断耳。人与纸鸢两不相妨,此症其近之。(《目经大成·青盲》)

所谓青盲者,硝子液失明亮之质,作昙暗浓浊者,而其初起全无疼痛,空中见花,渐渐昏曚,久久瞳孔散大,而带青色,竟盲废,至不可救焉。此证关系剧头痛,或惊动悲忧,或血行不利,或强饮多房之人。当其初起稍觉昏花之时施治,则犹可以救其什之一二矣。至于眼光暗没,则此非草根木皮之所能及也。予阅西洋译书,载在绿眼之一证,而考究病候,即似说青盲者。故于绿眼之译字,不得无疑惑,盖自然之理,岂有瞳孔变成绿色者乎。而汉籍亦载绿风内障,则可知万里一辙,于是更怀疑,故就先辈质问之,或云有焉,或云无焉,后把兰书,亲自熟读,有勃剌阿乌恶恶古之病名,即所译定之绿眼也。因此观之,则译书之所误翻也。何则?彼谓勃剌阿乌者,天蓝色也,恶恶古则眼目也。然则确乎青色之眼目,而为青盲也明矣,其绿色者,和兰谓之机尔馧,可见其称呼自别也,先辈不达眼目之理,胡乱翻出绿眼之字,后辈亦仍蹈前辙,不知其非,一盲惹众盲,其此之谓也。汉人所谓绿风,亦青盲而非他证也。(《眼科锦囊·内障篇》)

第三节 临床表现

1. **自觉症状** 青盲初起眼外观如常,黑睛与瞳神的形态、气色皆如常人,视物不清,似有薄纱遮挡,以后日渐加重,犹如隔雾视物,终致失明。

青盲者,谓眼本无异,瞳子黑白分明,只不见物耳。(《诸病源候论·目病诸候》)

夫眼无障翳,而不见物者,谓之青盲。(《太平圣惠方》卷第八十九)

夫青盲者,瞳神不大不小,无缺无损,仔细视之,瞳神内并无些小别样气色,俨然与好人一般,只是自看不见,方为此症。(《审视瑶函·青盲症》)

此症目内外并无翳障,金井不大不小,俨与常人一般,只自不见。初起视斜视短,间有神膏绿与水轮黄色者。(《目经大成·青盲八十》)

所谓青盲者,硝子液失明亮之质,作昙暗浓浊者,而其初起全无疼痛,空

中见花,渐渐昏矇,久久瞳孔散大,而带青色,竟盲废,至不可救焉。(《眼科锦囊·内障篇》)

2. 眼部检查 眼底检查可见到视乳头色泽变淡甚至苍白,血管正常或变细,视乳头边界清晰或模糊,伴瞳仁展缩迟钝或消失。原发性视神经萎缩可见视盘色淡或苍白,边界清楚,筛板明显可见,视网膜血管一般正常;青光眼性视神经萎缩,视盘生理凹陷扩大、加深;继发性视神经萎缩可见视盘色灰白、秽暗,边界不清,筛板不显,视网膜动脉变细,视盘附近血管可伴有鞘膜,后极部视网膜可见残留的硬性渗出。

3. 辅助检查 ① 视觉诱发电位:P100 潜时延长或振幅严重下降。② 视野检查:多见视野向心性缩小。③ OCT 检查:视神经纤维层变薄。④ 头颅 CT 或 MRI:排除或确诊有无颅内占位性病变压迫视神经等。⑤ 基因检测:排除或确诊有无 Leber 遗传性视神经病变等疾病。

4. 诊断 视力逐渐下降,视盘色泽变淡或苍白,可有视野和视觉诱发电位的异常。

第四节　辨 证 论 治

夫眼无障翳而不见物者谓之青盲。此由小儿脏内有停饮而无热,但有饮水停积肝也。目是五脏之精华,肝之外候也,肝气通于目,肝为停饮所积,脏气不宣通,精华不明审,故不赤痛亦无翳而不见物,名曰青盲也。

小儿青盲外障,此眼初患之时,于母胎中忽受惊邪之气,令生后五七岁以来,便乃患眼,其初患之时,夜卧多惊,呕吐痰涎黄汁,渐渐失明,还从一眼先患,后乃相牵俱损,致使然也。初觉便宜将息急疗,服牛黄丸、犀角饮子立效。(《普济方》卷三百六十四)

肝脏风热,诗曰:肝脏胎中受热风,至晚昏昏似月笼。休言近视如斯月,此是胎中受毒攻。合用镇心丸、泻肝散、聚宝散、川芎散、天门冬散、光明散。(《明目神验方》)

此证多因酒色太过,内伤肾气,不痛不痒,渐失其明,眼目俱不伤损,有似常人,只因一点肾气不充,故无所见;有谓瞳人反背,有谓翳膜遮矇。皆非也,

宜服还睛滋肾之药。(《古今医统大全·眼科》)

此眼初患时,于母胎中或受惊邪之气,致令生后五七岁以来,便乃患眼。其初患之时,夜卧多惊,呕吐痰涎黄汁,渐渐失明。还从一眼先患,后乃相牵俱损,致使然也。宜服牛胆丸、犀角饮方立效。(《秘传眼科龙木论·小儿青盲外障》)

提起自伤悲叹,那怀孕时堪赞。五辛口味不能停,产后令儿难盼。或时呕吐黄酸,两目瞳仁盲贯。致令肝热受其殃,作定青盲难散。此是肝经风热也,或因病后亦变此青盲,反背瞳仁也。此证多嗜五辛,(难治)宜服三花五子丸、镇肝散。(《明目至宝·眼科》)

青盲两样并难医,无如愚人竟不知。最怕年老神气弱,又嫌疲病血精亏。本是神失并胆涩,内膜外障别无些。虽然服药扶根本,不若保养更为奇。若得神光精气足,自是还明如旧时。

此症谓目内外并无障翳气色等症,只自不见者。乃玄府幽深之源郁遏,不得发此灵明耳。其因有二:一曰神失,二曰胆涩。须讯其为病之始:若伤于七情,则伤于神;若伤于精血,则损于胆。皆不易治,而年老尤难。若能保真固本,抱元守一,屡有不治而愈;若年高及疲病者,或心肾不清足者,虽治不愈。世人但见目盲,便呼为青盲者,谬甚。夫青盲者,瞳神不大不小,无缺无损,仔细视之,瞳神内并无些小别样气色,俨然与好人一般,只是自看不见,方为此症。若少有气色,即是内障,非青盲也。宜服:镇肝明目羊肝丸。(《审视瑶函·青盲症》)

青盲有二,须询其为病之源,若伤于七情,则伤于神,独参汤或保元汤加辰砂、麝香、门冬、归身;若伤于精血,则损于胆,六味丸加枣仁、柴胡。皆不易治。(《张氏医通·青盲》)

小儿青盲胎受风,瞳子端然视物蒙。明目羊肝桂柏味,细菊羌连白术同。

注:小儿青盲者,因胎受风邪,生后瞳仁端好,黑白分明,惟视物不见,有时夜卧多惊,呕吐痰涎黄汁。宜用镇肝明目羊肝丸,久服可愈。(《眼科心法要诀·小儿青盲歌》)

青盲不似暴盲奇,暴盲来速青盲迟。最怕龙钟神气夺,又嫌清瘦精血脱。与夫脾痿胆不充,青囊妙术医无功。吁嗟乎青盲!斯人有疾谁知觉,孔子见之未必作。

此症目内外并无翳障，金井不大不小，俨与常人一般，只自不见。初起视斜视短，间有神膏绿与水轮黄色者。其因有二：一曰心肾不交。盖心者，神所舍也，宜静而安。肾者精所藏也，宜固而秘。不安不秘，是为不交。不交则精神潜散，精散则销阴而视斜，视斜者，犹下弦之月向晦也。神散则销阳而视短，视短者，犹着花之灯未剔也。精神俱散，阴阳两销，则营卫关格，目淹淹如长夜矣。一曰甲己不合。盖甲为胆，胆乃金相水质，澄之不清，挠之不浊，己为脾，脾为后天黄庭，诸阴之首，万物之母。土木合德，生生不已。甲己不合，乙戊先伤。肝伤则血不和，目不能辨五色，胃伤则五脏失资，不能运精归明于目。且胆寄旺于肝，肝有贼邪，胆汁自坏，故燥上炎而睛绿。脾食气于胃，胃有壮头，则脾亦散气，故中寒、湿热上蒸而睛黄。睛黄、睛绿，甲己真色。真色已现，真元索然。则元府出入之路被邪遏抑，不得发此灵明，目虽有，若无矣。此二因者，究竟皆得于七情六欲，最不能治。有抱元守真，药饵无时无选，或稍痊可。如年形衰迈性气浮躁，治亦无济。

关格者，百病之关键，解见暴盲。元府者，河间谓十二经皆有之，乃神气出入升降之道路门户也。元府热郁，则闭塞不通，五官四末，有时不用。由是言之，青盲即暴盲，经脉即元府，关格即闭塞，悬而似近，异而实同矣。经脉即元府，说的是。然余更有妙解。盖经系手足三阴三阳之经，脉乃通五官四末之脉，元府则脉中流行，不舍昼夜之气血。譬诸花木，根干，经也，枝叶，脉也，雨露滋荫，有如元府。根干伤，则枝叶萎；枝叶伤，则花果落；一定之理也。又如人放纸鸢扶摇而上，直干霄汉，命脉在此一线。倏而风翻不用，乃线断耳。人与纸鸢两不相妨，此症其近之。（《目经大成·八十一证》）

（青盲）治法：内服用沉香降气汤、沉香天麻汤之类，及如磁朱丸、刚铁丸，温暖强壮之药剂，兼投如浮石丸、蜊蚰散等。驱逐留饮之剂，又用吐药，见效不少，但患者务省负薪之劳，谨骂怒惊惧，畅气宽心，宜为摄生。不然，则虽有起废之神方，又无奈之何。（《眼科锦囊·内障篇病系硝子液之证》）

病后青盲，日近者可治，仙灵脾一两，淡豆豉百粒，水一碗半，煎一碗，顿服即愈。青羊肝切薄片，水浸吞之。（《四科简效方·甲集上部诸证病后青盲》）

青盲者，目内外并无障翳气色等病，只自不见者是，此乃元府幽深之源遏郁，不得发此灵明。其因有二，一曰神失，二曰胆涩，须究其为病之始，系伤于七情，则伤于神，若伤于精血，则伤于胆，皆不易治，而失神者尤难。有能保养不治亦愈，若年高及疲病者，或心肾不清足者，虽治不愈，世人但见目盲，便呼为此证者谬矣。夫此证瞳神不大不小，无缺无损，细视之，瞳神内并无些少别样气色，俨然与好人一般，只是不见方为此证，若少有气色即是内障，非青盲也，治法伤于胆者，宜镇肝明目羊肝丸；伤于神者，宜复明丸；肝肾两虚者，宜水木两培汤；青盲兼内障者，宜本事方。然盲之证不一。（《金匮启钥·青盲论》）

《养生方》云：勿塞故井及水渎，令人耳聋目盲。又云：正月八日沐浴，除目盲。（《巢氏病源补养宣导法·目病诸候》）

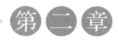

特 色 方 剂

第一节 经 典 方 剂

1. **驻景丸**《《银海精微》卷之下》

【组成】川椒,楮实,五味子,枸杞子,乳香,人参,菟丝子,肉苁蓉,熟地黄。

【用法】上诸药,共为细末,炼蜜为丸,空腹盐汤送服。

【功效与主治】滋肾填精,养肝明目。治疗心肾俱虚,血气不足,下元虚惫所致之视物不清,如纱遮睛等症及渐至青盲。

2. **明目地肤子散方**《《太平圣惠方·治眼青盲诸方》》

【组成】地肤子一两,石决明(捣细,研,水飞过)一两半,羚羊角屑一两半,芎䓖、车前子、酸枣仁(微炒)各一两。

【用法】上件药,捣细罗为散,每服一钱,以黑豆汤,调下,不计时候服。

【功效与主治】明目。主治青盲。

3. **真珠散方**《《太平圣惠方·治眼青盲诸方》》

【组成】真珠末三分,胡黄连三分,石决明(捣细,研,水飞过)二两,地肤子一两,琥珀三分,天灵盖(烧灰)三分,母猪肝(炙干)半两。

【用法】上件药,捣细罗为散,每服,空心,以温水调下二钱,夜临卧再服。

【功效与主治】明目。主治青盲。

4. **牛肝散方**《《太平圣惠方·治眼青盲诸方》》

【组成】黄牛肝(细切,曝干)一具,土瓜根三两,羚羊角屑一二两,蕤仁(汤浸去赤皮)一两,细辛一两,车前子二两。

【用法】上件药,捣细罗为散,每于空心,以温酒调下二钱。

【功效与主治】明目。主治青盲积年不瘥。

5. **地肤子丸方**《《太平圣惠方·治眼青盲诸方》》

【组成】地肤子半两,蓝子(微炒)半两,白蒺藜(微炒,去刺)半两,细辛一两,桂心一两,车前子二两,冬瓜子(微炒)二两,黄连(去须)一两,青葙子一两,川大黄(锉碎,微炒)一两,决明子一两,茺蔚子二(一)两,萤火虫(微炒,去翅足)一两,菟丝子(酒浸三日,曝干,别捣为末)二两。

【用法】上件药,捣罗为末,炼蜜和捣三五百杵,丸如梧桐子大,每于食后,以温水下二十丸。

【功效与主治】明目。主治眼青盲,无所见物。

6. **明目柏叶丸方**《太平圣惠方·治眼青盲诸方》 ································

【组成】柏叶(微炙)一两,夜明砂(以糯米炒令黄)一两。

【用法】上件药,捣罗为末,用牛胆汁拌和,丸如梧桐子大,每夜临卧时,以竹叶汤,下二十丸,至五更初,以粥饮,下二十丸。

【功效与主治】明目。主治青盲。

7. **神效决明散方**《太平圣惠方·治眼青盲诸方》 ································

【组成】决明子三两,蔓荆子(蒸三炊久,每度晒干)三两。

【用法】上件药,捣细罗为散,每于食后,以温水调下二钱。

【功效与主治】明目。主治积年失明,成青盲。

8. **天灵盖明目方**①《太平圣惠方·治眼青盲诸方》 ···························

【组成】天灵盖(多年烂者净洗了,涂酥炙,令黄)二两,龙胆(去芦头)二两,白龙脑(细研)一钱。

【用法】上件药,捣罗为末,入龙脑研匀,取黑豆升净,以水煮令豆烂,滤取汁,却炼成煎拌药,丸如梧桐子大,每服,以温水下二十丸,日三服,频用新汲水洗头面,凡欲服药时,先令患人净沐浴,及剃却顶心发,静一室,泥饰不可通明,令安止,自在供食,慎护将息,不计昼夜,不得见明。若供汤药及食,恐室内黑,看治人不见时,先以帛子系患人眼,可点烛,候供食及药毕,便出房外,兼不得在房内吹灯烛,忌闻灯油烟气,如此忌慎一百日,若至五十日、七十日便开一明窍,试令患人看,当便见明,却闭明处,令满百日渐看,明已见物也。缘眼气力弱,不得全似寻常看物,更能且于室内将息,直待好安甚妙,切忌羊血杂肉,及动风壅滞热物,喜怒房室等。

────────────

① 原文无名,自拟。

【功效与主治】明目。主治眼青盲不见物者。

9. 青盲治十得九方《太平圣惠方·治眼青盲诸方》

【组成】蔓荆子。

【用法】上取蔓荆子三斤,蒸之看气上,以釜中汤淋之,曝干,还蒸淋,如此三遍,曝干,捣细罗为散,每服,以温酒调下二钱,渐加至三钱,空心及晚饭后,服之。

【功效与主治】明目。治眼青盲,瞳子不坏者。

10. 羊子肝散方《太平圣惠方·治小儿青盲诸方》

【组成】蕤仁(汤浸,去皮)一分,防风(去芦头)一分,香豉(炒黄)一分,井泉石(细研)半两。

【用法】上件药,捣细罗为散,用羊子肝一片,并药同煮,肝令烂,四五岁儿,分作二服,以新汲水下,甚者不过三四服,随儿大小,以意加减。

【功效与主治】明目。主治小儿青盲不见物。

11. 菊花散方《太平圣惠方·治小儿青盲诸方》

【组成】甘菊花一分,牯牛胆(阴干)一枚,寒水石一分,雌鸡肝(阴干)一枚。

【用法】上件药,捣细罗为散,取猪肝血,调下半钱,不至三五服验,兼退翳,自然见物,更量儿大小,以意加减。

【功效与主治】明目。主治小儿青盲及雀目。

12. 还睛散方《圣济总录·目青盲》

【组成】人参、细辛(去苗叶)、决明子(炒)、车前子、防风(去叉)、芎䓖、丹参、升麻、覆盆子、地肤子、黄连(去须)、远志(去心)、茺蔚子、桂(去粗皮)、蒺藜子(炒)、厚朴(去粗皮,生姜汁炙,锉)、槐实、麦门冬(去心,焙)、柏子仁、白芷、蜀漆、白茯苓(去黑皮)、麻黄(去根节,汤煮,掠去沫)、木通(锉)、黄芩(去黑心)、五味子、附子(炮裂,去皮脐)、蒴藋子、枸杞子、禹余粮(煅,醋淬)各一两。

【用法】上三十味,捣罗为散,每服二钱匕,食前白米饮调下,日再,渐加至三钱匕。

【功效与主治】清热退翳明目。主治青盲障翳积热,但瞳仁未损。

13. 抵圣丸方《圣济总录·目青盲》⋯⋯⋯⋯⋯⋯⋯⋯⋯⋯⋯⋯⋯⋯⋯⋯

【组成】家菊花(去梗蒂,取蕊,焙)四两,附子(炮裂,去皮、脐,切如指面大)一两,蒺藜子(炒,去角)二两,肉苁蓉(净洗,酒浸一宿,切,焙)、大黄(锉,纸裹煨)各一两。

【用法】上五味,以无灰酒二升半,同拌和,入银石器内盛贮盖了,于饭甑中蒸,自早及晡,取出焙干,捣罗为末,如有浸药剩酒,煮黄粟米为糊,丸如梧桐子大,如酒少即添酒为糊,日午夜卧,浓煎槐枝汤,下三十丸。

【功效与主治】明目退翳。主治一切眼昏障翳,将至青盲,不问新久,皆可治。

14. 羊肝丸方《圣济总录·目青盲》⋯⋯⋯⋯⋯⋯⋯⋯⋯⋯⋯⋯⋯⋯⋯⋯

【组成】羖羊肝(切薄片,文武火炙为末)一具,蕤仁一两,锦文斑鸠(去头、足、肠胃,取肉炙为末)一只,黄连(去须)、细辛(去苗叶)、防风(去叉)、瞿麦子、桂(去粗皮)、蒺藜子(炒,去角)、甘菊花、牡蛎(烧为末)各五两,蔓荆子(蒸五七遍)二升,羌活(去芦头)三两,白茯苓(去黑皮)四两,决明子(炒)三两。

【用法】上一十五味,捣罗十二味为末,入羊肝、斑鸠、牡蛎末,乳钵内同研匀,炼蜜和丸,如梧桐子大,每服二十丸,食后临卧茶清下。

【功效与主治】明目退翳。主治内外障、青盲、雀目,眼生黑花白翳,十年以上不见光明者,一月有效。

15. 决明散方《圣济总录·目青盲》⋯⋯⋯⋯⋯⋯⋯⋯⋯⋯⋯⋯⋯⋯⋯⋯

【组成】石决明、草决明、青葙子、蛇蜕(炙)、细辛(去苗叶)、井泉石、甘草(炙)各等分。

【用法】上七味,用木杵臼,捣罗为散,次用豮猪肝一具,去胆膜,净洗沥干,以竹刀子随肝直切作缝,用药末一两渗入,线缚了,入生绢袋内,再缚定,砂锅内米泔煮,更入青竹叶一握,枸杞根一握,黑豆三合同煮,肝熟为度,取出候冷,食后用竹刀子,逐片切食之,用元煮汁送下,患久者,三两具见效,直须洁净,不可犯铁器。

【功效与主治】清热化痰,明目退翳。主治青盲不见物,或有痰热生翳,如蝇翅复睛上。

16. **蕤仁丸方**《圣济总录·目青盲》·····································

【组成】蕤仁（去皮）、地肤子、石决明（净洗，别捣罗）、人参、细辛（去苗叶）、地骨皮（去土）、白茯苓（去黑皮）、白术各二两，楮实三两，石胆（研如粉）半两，空青（别研如粉）、防风（去叉）各一两半，熟干地黄（焙）三分，鲤鱼胆五枚，青羊胆一枚。

【用法】上一十五味，除胆及研药外，细锉焙，捣罗为末，入研药拌匀，胆汁和，炼蜜丸如梧桐子大，每服二十丸，食后临卧，米饮下，日再。

【功效与主治】明目退翳。主治眼见黑花飞蝇，涩痛昏暗，渐变青盲。

17. **还睛丸方**《圣济总录·目青盲》·····································

【组成】蕤仁（去皮）、地肤子、石决明（净洗，别捣罗）、人参、细辛（去苗叶）、地骨皮（去土）、白茯苓（去黑皮）、白术各二两，楮实三两，石胆（研如粉）半两，空青（别研如粉）、防风（去叉）各一两半，熟干地黄（焙）三分，鲤鱼胆五枚，青羊胆一枚。

【用法】上一十三味，除面外，捣罗为末，入面炼蜜和丸，如梧桐子大，每服三十丸，空心温酒下。

【功效与主治】补肾明目退翳。主治眼青盲，并无赤痛，但不见物，补肾。

18. **天雄散方**《圣济总录·目青盲》·····································

【组成】天雄（炮裂，去皮、脐）、山茱萸、芎䓖、人参、白术、远志（去心）、独活（去芦头）、桂（去粗皮）、葛根（锉）、茯神（去木）、莽草各半两，防风（去叉）三分，山芋三两。

【用法】上一十三味，捣罗为散，每服一钱匕，空心甘菊花酒调下，食后再服，日三，渐加至二钱匕。

【功效与主治】息风明目。主治目昏暗眩转倒仆，或三两日却明，发动无定，久成青盲。

19. **羚羊角汤方**《圣济总录·目青盲》·····································

【组成】羚羊角（镑）二两，羌活（去芦头）、黄芩（去黑心）、防风（去叉）、玄参各一两半，车前子、人参、升麻、决明子各一两，细辛（去苗叶）半两。

【用法】上一十味，粗捣筛，每服三钱匕，水一盏，煎至七分，去滓食后临卧服，日二。

【功效与主治】息风明目。主治头旋眼暗，欲成青盲。

20. 泽泻汤方《圣济总录·目青盲》

【组成】泽泻、升麻、杏仁（汤浸，去皮、尖、双仁，研）、决明子（微炒）、大黄（锉，炒）、黄芩（去黑心）、甘草（炙）、枳实（去瓤，麸炒）、芍药各一两，栀子仁、人参、赤茯苓（去黑皮）、黄柏（去粗皮）、细辛（去苗叶）、白术各半两，柴胡（去苗）四两，桑根白皮（锉，炙）二两，青葙子一两。

【用法】上一十八味，粗捣筛，每服五钱匕，水一盏半，入生姜半分拍破，同煎至一盏，去滓入芒硝半钱匕，放温食后临卧服，日再。

【功效与主治】息风明目。主治肝脏热冲目赤，瞻视漠漠，积年青盲不见物。

21. 茯神汤方《圣济总录·目青盲》

【组成】茯神（去木）、山芋、远志（去心）、肉苁蓉（酒浸，去皱皮，切，焙）、地骨皮、蔓荆实、青葙子、羚羊角（镑）、甘草（炙）各半两，人参、甘菊花各三分。

【用法】上一十一味，粗捣筛，每服三钱匕，水一盏，煎至七分，去滓食后临卧服，日再。

【功效与主治】明目退翳。主治眼昏暗，将成青盲。

22. 升麻汤方《圣济总录·目青盲》

【组成】升麻、麦门冬（去心，焙）、玄参、白杨树皮、柴胡（去苗）、栀子仁、黄连（去须）各一两，犀角（镑）一两半、决明子（炒）、甘草（炙）各半两，黄芩（去黑心）二两，地骨皮三两。

【用法】上一十二味，粗捣筛，每服三钱匕，水一盏，煎至七分，去滓放温，食后临卧服，日再。

【功效与主治】清肝补肾明目。主治肝肾虚，风冲目赤，视物昏暗，渐成青盲。

23. 百合汤方《圣济总录·目青盲》

【组成】百合、黄芪（锉）各二两，麦门冬（去心，焙）半两，白茯苓（去黑皮）、人参、防风（去叉）、木通（锉）、桑根白皮（锉）各半两，枳壳（去瓤，麸炒）、蒺藜子（炒，去角）、酸枣仁、石膏各一两，薏苡仁一合。

【用法】上十三味，捣罗为散，每服三钱匕，水中一盏，煎五六分，去滓，食后温服。

【功效与主治】明目。主治眼欲变青盲。

24. 防风补煎方《圣济总录·目青盲》⋯⋯⋯⋯⋯⋯⋯⋯⋯⋯⋯⋯⋯⋯

【组成】防风(去苗)、白鲜皮、陈橘皮(去白)、芎䓖、甘草(炙)、独活(去芦头)、前胡(去芦头)、细辛(去苗叶)各一两。

【用法】上八味,粗捣筛,每服五钱匕,水一盏半,大枣二枚劈破,同煎至一盏,去滓放温服。

【功效与主治】养肝明目退翳。主治肝虚寒,目青盲,视物多不明,渐生障翳。

25. 填睛丸方《圣济总录·目青盲》⋯⋯⋯⋯⋯⋯⋯⋯⋯⋯⋯⋯⋯⋯⋯

【组成】石决明(净洗,别捣)一枚,白阳起石(饭上蒸五度,研)、磁石(饭上蒸五度,研)、陈橘皮(汤浸,去白,焙)、栀子花、肉苁蓉(去皱皮,切,焙)、黑石(饭上蒸五度,研)、人参、生姜(切焙)、厚朴(去粗皮,生姜汁炙,锉)、苦参、白芷、黄芩(去黑心)、甘草(炙,锉)、白茯苓(去黑皮)、桂(去粗皮)、防风(去叉)、杏仁(去皮、尖、双仁,炒,研)各二两,升麻、生干地黄(焙)各八两,龙脑(研)一分,黄连(去须)、麦门冬(去心焙)、槐子(炒)、黄柏(去粗皮)、车前子、乳香(研)各四两,菥蓂仁、青葙子各三两,乌贼鱼骨(去甲并咸味)一两。

【用法】上三十味,捣研为末,炼蜜和捣三万杵,丸如梧桐子大,每服六丸,空心米饮下,服讫即食,食后更服十丸,渐加至二十丸,食后即加,食前不加,食后仍以牛乳煎汤下,二年勿食五辛、热面、陈物,一年勿食羊头肝肚、驴马兔肉、毒鱼。

【功效与主治】明目退翳。主治青盲及内外障,或因幼小泪出,或因久视伤明,或因热病瘥后,两目俱赤,或因打损,即有胬肉复睛,或吃石药热发,两目作疮,或伤烟火,两目眇视,或两目畏日,远视不辨青赤,或两眦烂疮。

26. 苍术丸方《圣济总录·目青盲》⋯⋯⋯⋯⋯⋯⋯⋯⋯⋯⋯⋯⋯⋯⋯

【组成】苍术(米泔浸)、知母、黄芩(去黑心)、玄参、甘草、人参、细辛(去苗叶)、芎䓖、白茯苓(去黑皮)、木香、贝母(去心)、石决明(刮,洗净)、芜蔚子各一两。

【用法】上一十三味,细锉焙过,捣罗为末,炼蜜和丸,如梧桐子大,每服三十丸,食后温水下,临卧再服。

【功效与主治】明目。主治青盲眼,瞳子分明,亦无翳膜,不痛不痒,内障不见物。

27. 乌鸡丸方《圣济总录·目青盲》

【组成】黄荆,乌鸡。

【用法】上用黄荆嫩头,春初取之,九蒸九曝,取半斤,用乌鸡一只纯黑者,以米饲五日,安净板上,饲以大麻子,又一二日,旋收粪曝干,取半净瓷瓶子,内粪,熬,令香黄,然后和荆头捣成末,炼蜜和丸,如梧桐子大,每服十五丸,陈米饮下,加至二十丸,日二服。

【功效与主治】明目。主治青盲。

28. 蔓荆子散方《圣济总录·目青盲》

【组成】蔓荆子。

【用法】上以蔓荆子六升、蒸透,以热汤于甑中淋之,又蒸又淋,三遍止,焙干捣罗为细散,清酒服方寸匕,日二。

【功效与主治】明目。主治青盲,瞳子不坏者,十得九瘥。

29. 五加皮汤方《圣济总录·目青盲》

【组成】五加皮(锉)、玄参、桑根白皮(锉)、麦门冬(去心,焙)各一两,茯神(去木)半两。

【用法】上五味,粗捣筛,每服五钱匕,水一盏半,煎取七分,去滓入荆沥半合,再煎一两沸,放温食后临卧服。

【功效与主治】明目。主治青盲,目无所见。

30. 伤寒后青盲方《是斋百一选方·第十二门伤寒》

【组成】仙灵脾一两,淡豆豉四十九粒。

【用法】上二味,水一碗半煎至一碗,露冷,令病人顿饮之,即瘥。

【功效与主治】清热健脾。主治伤寒后青盲日近者。

31. 决明散《仁斋直指方论》卷二十

【组成】桔梗、羚羊角、大黄、紫决明、当归、川芎、瞿麦(用花)、生地黄、木贼、羌活、防风、赤芍药、石决明(火煅)、青葙子、车前子、蝉退、白芷、细辛、蔓荆子、蒺藜(炒)、香附子、玄参各半两。

【用法】上咬咀。每服四钱，水一钟半，煎至一钟，口服。

【功效与主治】清肝明目。主治眼青盲内障。

【方解】"肝受血而能视"，素体肝血亏虚，又感外邪，内外相引，而发肝经有热，阻滞脉络，肝血不能上以荣目窍，邪热上蒙清窍，故神光不得发越于外，而致失明。治宜清疏肝热以明目。方中紫决明、羚羊角均入肝经，平潜肝阳，又咸寒清热；紫决明又能明目，为君药。臣以决明子、香附子、车前子，清肝热且明目，决明子又疏散风热于外；香附子兼疏肝气，以助散热；车前子又渗利水湿，引热从下而走，助君药清热明目。肝为藏血之脏，肝经有热，易伤阴血，方中佐当归、川芎、生地、赤芍补血养血活血，补肝体，助肝用，又无滋腻助热之弊；瞿麦清热利小便；大黄泻热通大便，二药使邪热从二便分消；既有外感之邪热，方中又佐蔓荆子、青葙子、蝉蜕、木贼疏风热，兼能明目；白芷、细辛、防风、羌活皆气味雄烈，能通九窍，兼以散邪。诸药合用，肝经之热得以内泄外散，肝体得补，则肝用复常，上养目窍，"肝和则目能辨五色矣"。

32. 种空青法（《普济方·青盲外障》引《华佗中藏经方》①）

【组成】朴硝半钱，白蒺藜一分，龙胆草一分，仙灵脾叶一钱，旋覆花一钱。

【用法】上为细末，用黄泥一块，拳大，同药和匀，水调如软饭相似，作土饼一个，用太平钱五文，按五方排定，光面黑书金、木、水、火、土五字，所写字向下，钱字向上，随五方按，用硼砂如豆大四颗，每颗按在四方钱的孔罅中，须要干黄土食盖着土饼，再将新砂盆一个盖之，此作空青法不可嫩，亦不可老，须得中也，土饼冬月十日，夏月五日，取出，于钱上摘取下，细研入药，此为准。

【功效与主治】明目。主治青盲。

33. 地芝丸（《普济方·青盲外障》引《试效方》）

【组成】生地黄（焙干，秤）四两，天门冬（去心，秤）四两，枳壳（麸炒，去

---

① 本方出自《华佗中藏经》，收录在《普济方》卷三百六十四婴孩头眼耳鼻门"青盲外障篇"，因《普济方》采撷繁复，编次详析，为我国现存最大的方书，所引方书不下150余种，其中许多医书现已亡佚。《普济方》中有青盲外障的单独篇章，将明代以前的青盲医方悉数统计在内，内容丰富，所引的方书由于名称不完整等原因，无从考证具体出处。因此，本书中将《普济方》中所引青盲医方（《普济方》引自《圣济总录》等前代方书的青盲医方除外）的来源都统一写为《普济方》，只在最后写明《普济方》中标注的原出处。下同。

瓤,研)二两,甘菊花(去枝,秤)三两。

【用法】上同为细末,炼蜜为丸,如梧桐子大,茶清送下一百丸,温酒亦可,食后服。

【功效与主治】清热明目。主治眼不能远视,能近视,或赤肿痛,及大疠风成癞,悉皆治之。

34. 神明椒菊丸《普济方·青盲外障》引《杨氏家藏方》

【组成】川椒一两,甘菊二两,生地黄(洗)一升。

【用法】上生地黄控断水脉,入木臼内烂捣,或砂盆内烂研,以绢袋绞取自然汁,可得十二两以上,去滓不用,将川椒、甘菊入地黄汁内,浸少时漉出,俟水脉断,入慢火焙之,约八九分干,再入地黄汁,再漉再焙,如此以汁尽为度,焙令透干,木臼内捣为细末,炼蜜丸,如梧桐子大,以温水下三十丸。

【功效与主治】明目。主治青盲。

【方解】本方治目睛失明,而睛不损者,或十分不见,半月取效见二三分,服药一百日收全功,如冷泪及睑紧睑肿,肝虚肝热肾风,攻注眼目,及患昏花,服之立愈。

35. 椒灵丹《普济方·青盲外障》引《杨氏家藏方》

【组成】青盐二两,川芎、防风、附子(炮)各一两,菊花半两,椒子(去蒂并子及有闭口者)四两。

【用法】上件药先将青盐椒,用好醋一碗,煮尽为度,后将四味药,捣罗为细末,将椒裹药为丸,每服三十丸,空心盐汤下。如有此证,宜与丹药门飞灵丹相间服,屡经大效。

【功效与主治】明目。主治一切眼疾。此方治人眼见一物为二之证,神效不可言。

36. 拨云拨翳丸《普济方·青盲外障》引《德生堂方》

【组成】川芎、当归各一两半,楮膏子、薄荷各半两,黄连、蝉壳各五钱,瓜蒌根六钱,蔓荆子六钱,甘菊花、密蒙花各一两,荆介穗、蛇蜕皮(甘草汤炙)各三钱,地骨皮一两,白蒺藜(炒)一两半,川椒(去目)一两半。

【用法】上为细末,炼蜜丸如梧桐子大,每一两作十丸,每服一丸,食后临卧茶清下。

【功效与主治】明目。主治内障青盲,胬肉攀睛,视物不明等一切眼疾。

37. 枸杞方 《《普济方·青盲外障》引《本草》》

【组　成】枸杞叶。

【用　法】以枸杞叶和羊肉作羹,人若渴可煮作饮,代茶饮之,白色无刺者良。

【功效与主治】除风明目,去骨热消渴,益阳事。主治目疾等。

【注意事项】与乳酪相恶。

38. 槐实方 《《普济方·青盲外障》引《本草》》

【组　成】槐实。

【用　法】以槐实合房折取,除干煮服,味一如茶。

【功效与主治】除热祛风明目。主治目昏盲,头脑心胸间热风烦闷,风眩欲倒,心头吐涎如醉,洋洋如船车上者。

39. 风延母方 《《普济方·青盲外障》引《本草》》

【组　成】风延母。

【用　法】以风延母煮服之。

【功效与主治】明目。主治目疾。

40. 胡麻方 《《普济方·青盲外障》引《本草》》

【组　成】胡麻。

【用　法】以胡麻一石。蒸之三十遍,研末酒服,每日一升。

【功效与主治】明目。主治青盲等目疾。

41. 柏叶露①方 《《普济方·青盲外障》引《本草》》

【组　成】柏叶露。

【用　法】取柏叶露饮之。

【功效与主治】明目。主治青盲翳障。

42. 犀角子饮 《《普济方·青盲外障》引《龙木论》》

【组　成】犀角、防风、芍药、黄芩各一两,羚羊角、知母、人参半两。

【用　法】上为末以水一盏,散一钱,煎至五分,食后,去滓,温服。

---

① 柏叶露,即柏叶上的露珠,《本草纲目》第五卷载:柏叶露、菖蒲露,每天早晨洗眼睛,能增强视力。

【功效与主治】明目。主治青盲翳障。

43．牛胆丸（《秘传眼科龙木论·七十二小儿青盲外障》） ⋯⋯⋯⋯⋯⋯⋯

【组成】牛胆、钩藤各五钱，人参、羚羊角、藿香、广香各一两，琥珀少许。

【用法】上为末，炼蜜为丸如桐子大，空心，薄荷汤下三丸，七岁以上五丸。

【功效与主治】清热止痉明目。主治母腹中忽受惊邪之气而后生眼疾至青盲。

44．犀角饮子（《秘传眼科龙木论·七十二小儿青盲外障》） ⋯⋯⋯⋯⋯⋯

【组成】犀角、防风、芍药、黄芩各一两，羚羊角、知母各二两，人参五两。

【用法】上为末，以水一盏，散一钱，煎至五分，食后去渣温服。

【功效与主治】清热止痉明目。主治母腹中忽受惊邪之气而后生眼疾至青盲。

45．转光丸（《证治准绳·类方》） ⋯⋯⋯⋯⋯⋯

【组成】生地黄，白茯苓，川芎，蔓荆子，熟地黄，防风，山药，白菊花，细辛各等分。

【用法】上为末，炼蜜为丸，如梧桐子大。每服二十丸，空心白汤送下。

【功效与主治】滋阴明目。主治肝虚青盲。

【方解】肝开窍于目，肝血虚，不能濡养于目，则目窍萎闭，神光不得发越于外，而致失明。病属虚证，治宜专补。方中熟地填肾精，补肝血；生地滋阴血；山药平补肝脾肾三脏之阴，三药相合为君，平补三脏，以补肝血为主。臣以茯苓渗利健脾；川芎行气活血，使滋而不腻。佐以防风入肝经，散伏火；细辛性辛以通窍；蔓荆子、菊花散肝经之风热，又清利头目。白蜜为使，以调和诸药。诸药相合，以补为主，补肾精以滋肝阴，旺脾气则肝木疏，使目得肝血肝气之温养，神光充沛，目自能视物。

46．夜明丸（《证治准绳·类方》） ⋯⋯⋯⋯⋯⋯

【组成】夜明沙、木贼、防风、田螺壳、青木香、细辛各等分。

【用法】上药为末，用煮烂猪肝，同药末研令极匀，丸如梧桐子大。每服30丸，米饮或酒下。

【功效与主治】明目。主治雀目青盲。

47. 复明丸《《审视瑶函·青盲症》》

【组成】冬青子(生用)一斤,陈酒共蜜,蒸七次,晒七日,露七日,元蝙蝠(活捉)一个,夜明砂(酒洗,煮,炒)、枸杞(捣,焙)、熟地(酒浸,焙)、绿豆壳(炒)各一两,川黄连(微炒)、白术(制)各三钱,辰砂两半,用一半,共蝙蝠捣烂,余为衣。

【用法】上为末,以水一盏,散一钱,煎至五分,食后去渣温服。

【功效与主治】清热明目。主治青盲症。

48. 复明丸又方《《审视瑶函·青盲症》》

【组成】菟丝子(酒洗,煮,炒)、补骨脂、巴戟、枸杞、川牛膝(酒洗,炒)、肉苁蓉竹(刀切片,酒浸,焙干)各一两,青盐(另研)二钱。

【用法】上为细末,用猪腰子一个,竹刀切开半边,去肉筋膜,入药末一钱,将线缚紧,用上好数年陈酒,蘸湿炙熟,冷定火性,食之即愈。

【功效与主治】补肾明目。主治青盲症。

49. 本事方《《审视瑶函·青盲症》》

【组成】白羯羊(肝只用子肝,薄切,新瓦上焙)一片,蕤仁(去壳皮)、泽泻、菟丝子、车前子、防风、黄芩、麦冬肉、地肤子(去壳)、杏仁(炒)、桂心(炒)、苦葶苈、茺蔚子、细辛、白茯苓、青葙子、五味子、枸杞各一两,熟地两半。

【用法】上为细末,炼蜜为丸,如桐子大,每服三四十丸,温汤送下。日进三服,不拘时候。

【功效与主治】滋阴明目。主治青盲症。

50. 犀羚逍遥散《《目经大成》卷之三》

【组成】柴胡、当归、白术、茯苓、白芍各等分,甘草减半,牡丹皮、栀子仁,或去栀仁,加橘皮、黄酒炒连。

【用法】碾极细,淡姜汤入薄荷汁少许调。

【功效与主治】疏肝理气,降火清心。主治色赤入血,味苦从火。既伐肝邪,自疏肝气。薛氏以治上症,诚有卓见。养葵以栀子屈曲下行,改用黄酒炒连,复增橘皮,盖取其辛燥之气,引连入木,木平则心火亦因而息肝郁火旺之眼疾。

【方解】乃用逍遥加丹皮、栀仁。夫丹、栀,且火不刑金,而金能制木,又得左金之意。持以治郁,较薛颇胜。愚常以羚角、犀角磨水调是散,效尤速。乃更今名。

第二节　当代名方

1. 滋肾复明汤（《张皆春眼科证治》张皆春方）

【组成】熟地15g,枸杞子9g,桑椹子12g,菟丝子、女贞子、车前子、肉苁蓉各9g,青盐少许。

【功效与主治】滋肾填精,清热明目。主治肾精亏虚,视物不见,眼内干涩,头晕耳鸣,腰酸遗精,脉细弱者。

2. 养阴复明汤（《中医治疗视神经萎缩》刘佛刚方）

【组成】熟地15g,生地15g,当归10g,墨旱莲10g,酒黄芩10g,天门冬10g,太子参10g,柴胡10g,地骨皮10g,枳壳10g,车前子10g,黄连3g,甘草3g。

【功效与主治】滋阴补肾,护肝养血。主治青盲之肝肾阴亏者,表现为视物昏朦,视力缓慢下降,致视物失明。

3. 益气聪明汤（《中医治疗视神经萎缩》韦玉英方）

【组成】党参10g,黄芪10g,蔓荆子10g,黄柏10g,白芍10g,甘草10g,升麻10g,葛根10g。

【功效与主治】补脾益气,滋肾明目。主治视网膜光凝术后眼底退行性病变引发的视力低下、视神经萎缩等。

4. 夜视复明汤（《中医治疗视神经萎缩》韦玉英方）

【组成】党参10g,黄芪10g,升麻10g,葛根10g,白芍10g,柴胡10g,鸡血藤10g,菟丝子10g,覆盆子10g,紫河车10g,夜明砂10g,石决明10g。

【功效与主治】益气扶阳明目。主治阳虚型视网膜色素变性、青盲等。

5. 明目逍遥汤（《眼科名家临证精华》韦玉英方）

【组成】白芍12g,茯苓10g,当归、柴胡、白术、牡丹皮、栀子各9g,甘草6g,菊花6g,石菖蒲9g。

【功效与主治】解肝郁,畅玄府,清余热,补气血。主治血虚肝郁型小儿青盲。

6. **疏肝明目饮**(《眼底病的中医证治研究》石守礼方)

【组成】当归 10 g,赤芍 15 g,丹参 15 g,茯苓 15 g,炒白术 10 g,柴胡 10 g,生地 15 g,熟地 15 g,五味子 10 g,陈皮 10 g,女贞子 15 g,生决明 15 g。

【功效与主治】疏肝解郁,健脾养血。主治视神经萎缩伴肝郁脾虚症状者。

7. **鳖甲滋水煎**(《眼底病的中医证治研究》石守礼方)

【组成】鳖甲 15 g,生地 15 g,熟地 15 g,山茱萸 10 g,炒山药 15 g,茯苓 15 g,牡丹皮 10 g,泽泻 12 g,菊花 12 g,枸杞子 12 g,牛膝 15 g,白芍 15 g,五味子 6 g。

【功效与主治】滋补肝肾。主治视神经萎缩伴肝肾阴虚症状者。

8. **加味圣愈汤**(《眼底病的中医证治研究》石守礼方)

【组成】党参 10 g,炒白术 10 g,炙黄芪 15 g,当归 12 g,白芍 15 g,熟地 15 g,川芎 10 g,陈皮 10 g,茯苓 15 g,远志 10 g,五味子 6 g,鸡血藤 15 g,炙甘草 6 g。

【功效与主治】补益气血。主治视神经萎缩伴气血两虚症状者。

第三节 中 成 药

1. **四味珍层冰硼滴眼液**(《中国药典》2020 版)

【处方】珍珠层粉水解液 350 mL(含总氮 0.10 g),天然冰片 0.50 g,硼砂 1.91 g,硼酸 11.20 g。

【功效与主治】清热解痉,去翳明目。主治肝阴不足、肝气偏盛所致的不能久视、轻度眼胀、眼痛、青少年远视力下降;青少年假性近视、视力疲劳、轻度青光眼见上述证候者。

【用法与用量】滴于眼睑内。每次 1～2 滴,每日 3～5 次;必要时可酌情增加。

2. 复明片《中国药典》2020 版）••••••••••••••••••••••••••••

【处方】羚羊角 1 g，蒺藜 40 g，木贼 25 g，菊花 50 g，车前子 25 g，夏枯草 25 g，决明子 40 g，人参 15 g，酒山茱萸 25 g，石斛 40 g，枸杞子 40 g，菟丝子 25 g，女贞子 25 g，石决明 50 g，黄连 10 g，谷精草 25 g，木通 25 g，熟地 25 g，山药 25 g，泽泻 10 g，茯苓 25 g，牡丹皮 25 g，生地 25 g，槟榔 25 g。

【功能与主治】滋补肝肾，养阴生津，清肝明目。主治肝肾阴虚所致的羞明畏光、视物模糊；青光眼，初、中期白内障见上述证候者。

【用法与用量】口服。每次 5 片，每日 3 次。

3. 障眼明片《中国药典》2020 版）••••••••••••••••••••••••••••

【处方】石菖蒲 22 g，决明子 30 g，肉苁蓉 37 g，葛根 37 g，青葙子 30 g，党参 48 g，蔓荆子 30 g，枸杞子 48 g，车前子 37 g，白芍 45 g，山茱萸 24 g，甘草 22 g，菟丝子 61 g，升麻 7 g，蕤仁（去内果皮）37 g，菊花 37 g，密蒙花 37 g，川芎 30 g，酒黄精 37 g，熟地 61 g，关黄柏 30 g，黄芪 48 g。

【功能与主治】补益肝肾，退翳明目。主治肝肾不足所致的干涩不舒、单眼复视、腰膝酸软，或轻度视力下降；早、中期老年性白内障见上述证候者。

【用法与用量】口服。每次 2 片，每日 3 次。

【注意】忌食辛辣食物。

4. 石斛夜光丸（《中国药典》2020 版）••••••••••••••••••••••••••••

【处方】石斛 30 g，人参 120 g，山药 45 g，茯苓 120 g，甘草 30 g，肉苁蓉 30 g，枸杞子 45 g，菟丝子 45 g，生地 60 g，熟地 60 g，五味子 30 g，天冬 120 g，麦冬 60 g，苦杏仁 45 g，防风 30 g，川芎 30 g，麸炒枳壳 30 g，黄连 30 g，牛膝 45 g，菊花 45 g，盐蒺藜 30 g，青葙子 30 g，决明子 45 g，水牛角浓缩粉 60 g，山羊角 300 g。

【功能与主治】滋阴补肾，清肝明目。主治肝肾两亏，阴虚火旺，内障目暗，视物昏花。

【用法与用量】口服。水蜜丸每次 7.3 g，小蜜丸每次 11 g，大蜜丸每次 2 丸，每日 2 次。

5. 复方血栓通胶囊《中国药典》2020 版）

【处方】三七 250 g，黄芪 80 g，丹参 50 g，玄参 80 g。

【功能与主治】活血化瘀，益气养阴。用于血瘀兼气阴两虚证的视网膜静脉阻塞，症见视力下降或视觉异常、眼底瘀血征象、神疲乏力、咽干、口干；以及用于血瘀兼气阴两虚的稳定型劳累型心绞痛，症见胸闷、胸痛、心悸、心慌、气短、乏力、心烦、口干。

【用法与用量】口服。每次 3 粒，每日 3 次。

【注意】孕妇慎用。

6. 障翳散《中国药典》2020 版）

【处方】丹参 111 g，红花 111 g，茺蔚子 111 g，青葙子 111 g，决明子 222 g，蝉蜕 222 g，没药 111 g，黄芪 111 g，昆布 111 g，海藻 111 g，木通 111 g，炉甘石（水飞）111 g，牛胆干膏 12 g，羊胆干膏 18 g，珍珠 40 g，琥珀 30 g，天然冰片 80 g，人工麝香 40 g，硼砂 20 g，海螵蛸 200 g，盐酸小檗碱 20 g，维生素 B_2 40 g，山药 100 g，无水硫酸钙 40 g，荸荠粉 160 g。

【功能与主治】行滞祛瘀，退障消翳。用于老年性白内障及角膜翳属气滞血瘀证。

【用法与用量】外用。临用时，将本品倒入滴眼用溶液瓶中，摇匀后滴入眼睑内，每次 2～3 滴，每日 3～4 次，或遵医嘱。

【注意】孕妇禁用。

7. 杞菊地黄丸《中国药典》2020 版）

【处方】枸杞子 40 g，菊花 40 g，熟地 160 g，酒山茱萸 80 g，牡丹皮 60 g，山药 80 g，茯苓 60 g，泽泻 60 g。

【功能与主治】滋肾养肝。主治肝肾阴亏，眩晕耳鸣，羞明畏光，迎风流泪，视物昏花。

【用法与用量】口服。水蜜丸每次 6 g，小蜜丸每次 9 g，大蜜丸每次 1 丸，每日 2 次。

8. 明目地黄丸《中国药典》2020 版）

【处方】熟地 160 g，酒山茱萸 80 g，牡丹皮 60 g，山药 80 g，茯苓 60 g，泽泻 60 g，枸杞子 60 g，菊花 60 g，当归 60 g，白芍 60 g，蒺藜 60 g，煅石决明 80 g。

【功能与主治】滋肾,养肝,明目。主治肝肾阴虚,目涩畏光,视物模糊,迎风流泪。

【用法与用量】口服。水蜜丸每次6g,小蜜丸每次9g,大蜜丸每次1丸,每日2次。

9. 琥珀还睛丸《中国药典》2020版

【处方】琥珀30g,菊花45g,青葙子45g,黄连15g,黄柏45g,知母45g,石斛40g,生地90g,麦冬45g,天冬45g,党参(去芦)45g,麸炒枳壳45g,茯苓45g,炙甘草20g,山药45g,炒苦杏仁45g,当归45g,川芎45g,熟地45g,枸杞子45g,沙苑子60g,菟丝子45g,酒肉苁蓉45g,杜仲(炭)45g,羚羊角粉15g,水牛角浓缩粉18g。

【功能与主治】补益肝肾,清热明目。主治肝肾两亏、虚火上炎所致的内外翳障、瞳孔散大、视力减退、夜盲昏花、目涩羞明、迎风流泪。

【用法与用量】口服。每次2丸,每日2次。

【注意】忌食辛辣油腻食物。

10. 金花明目丸《中国药典》2020版

【处方】熟地210g,盐菟丝子140g,枸杞子140g,五味子21g,白芍70g,黄精210g,黄芪140g,党参70g,川芎63g,菊花42g,炒决明子70g,车前子(炒)70g,密蒙花42g,炒鸡内金70g,金荞麦70g,山楂70g,升麻42g。

【功能与主治】补肝,益肾,明目。主治老年性白内障早、中期属肝肾不足、阴血亏虚证,症见视物模糊、头晕、耳鸣、腰膝酸软。

【用法与用量】口服。每次4g,每日3次,饭后服用。1个月为1个疗程,连续服用3个疗程。

11. 丹红化瘀口服液《中国药典》2020版

【处方】丹参580g,当归230g,川芎300g,桃仁230g,红花230g,柴胡230g,枳壳200g。

【功能与主治】活血化瘀,行气通络。主治气滞血瘀引起的视物不清、突然不见症;视网膜中央静脉阻塞症的吸收期见上述证候者。

【用法与用量】口服。每次10～20mL,每日3次,用时摇匀。

【注意】孕妇慎用;忌食辛辣油腻食物。

12. **拨云退翳丸**（《中国药典》2020 版） ·······································

【处方】密蒙花 80 g,蒺藜（盐炙）60 g,菊花 20 g,木贼 80 g,蛇蜕 12 g,蝉蜕 20 g,荆芥穗 40 g,蔓荆子 80 g,薄荷 20 g,当归 60 g,川芎 60 g,黄连 20 g,地骨皮 40 g,花椒 28 g,楮实子 20 g,天花粉 24 g,甘草 12 g。

【功能与主治】散风清热,退翳明目。主治风热上扰所致的目翳外障、视物不清、隐痛流泪。

【用法与用量】口服。每次 1 丸,每日 2 次。

【注意】忌食辛辣食物。

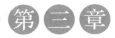

第三章

食疗药膳方

第一节　食　疗　方

1. 马齿实拌葱豉粥方《中华偏方》

【组成】马齿实 30 g，豆豉 15 g，葱 15 g。

【制用法】把马齿实捣罗为末。每服 9 g，煮葱、豉粥，和搅食用。

【主治】青盲白翳。

2. 明目兔肝粥《中华偏方》

【组成】兔肝 1 具。

【制用法】将上药细切，和豆豉汁煮成粥。空腹服之，以效为度。

【主治】睛暗青盲。

3. 苍耳子粥《中华偏方》

【组成】粳米 15 g，苍耳子 15 g。

【制用法】把苍耳子捣烂，用水 150 mL，绞滤取汁，和米煮粥食之。

【主治】目暗不明。

4. 珍珠煎《中华偏方》

【组成】白蜜 15 mL，珍珠末 30 g。

【制用法】将上药合和，微火煎二沸，绵滤取汁。点眼，每日 3 次。

【主治】眼青盲，不见物。

5. 鱼脑点眼方《中华偏方》

【组成】鲤鱼胆 1 枚，鲤鱼脑 1 枚。

【制用法】将上药相和调匀。点眼，每日 3 次。

【主治】眼青盲。

【注意】鱼胆有毒，慎用。

6. 神效草决明散《《中华偏方》》

【组成】蔓荆子90 g,决明子90 g。

【制用法】将蔓荆子蒸0.5 h,晒干,与他药研细为散。每次饭后,用温水调下6 g。

【主治】积年失明成青盲。

7. 青盲数十年方《《中华偏方》》

【组成】白母狗乳10 mL。

【制用法】白母狗生子时,用犬乳每日点之。

【组成】白羊肝1具,熟地60 g,川黄连30 g。

【制用法】先将川黄连、熟地共研为细末,然后和羊肝同捣为丸。每次0.9 g,茶水送下,每日3次。

【主治】青盲内障。

8. 小儿青光眼方《《中华偏方》》

【组成】白蒺藜15 g,木贼草15 g。

【制用法】将上药研成末,与猪肝相炒,食之。

【主治】小儿青光眼。

第二节　临床食疗配方

1. 肝邪气滞型《《临床食疗配方》》

【主证】双眼先后或同时发病,视物模糊,中央有大块暗影遮挡,日渐加重而盲无所见,曾有目珠转动有牵拉痛和压痛;心烦、郁闷,口苦胁痛;舌红,苔薄,脉弦。

【治则】疏肝理气,化瘀行滞。

【配方与用法】

(1) 芍药柴胡粥:白芍20 g,当归10 g,柴胡10 g,菊花10 g,粳米60 g,白糖适量。将白芍等四药水煎取汁,加入粳米煮粥。每日1剂,分2次食用,连用5～10剂。

（2）菠菜拌藕片：菠菜 200 g，鲜藕 200 g，调味品适量。将菠菜洗净，鲜藕去皮切片，入开水余断生，加调味品拌匀食用。每日 1 剂，连用 3～5 剂。

（3）薄荷生姜饮：薄荷 6 g，生姜 5 g，红糖 10 g。将生姜切丝和薄荷、红糖一起用开水冲饮。每日 1 剂，连用 5～10 剂。

2. 脾虚湿泛型《临床食疗配方》

【主证】视力昏蒙，头重眼胀，或有胸闷泛恶，眼压偏高，久则视野缩小，以至失明。舌淡，苔薄白，脉滑。

【治则】健脾利湿。

【配方与用法】

（1）茯苓炖猪肉：茯苓 15 g，白术 20 g，瘦猪肉 250 g，胡萝卜 300 g，生姜及其他调味品适量。将茯苓、白术用布包好，猪肉、胡萝卜洗净切块，生姜切片一起入锅炖，熟后加入调味品，佐餐食用，每日 1 剂，连用 5～7 剂。

（2）夜明山药粥：夜明砂 20 g，山药 20 g，薏苡仁 20 g，粳米 60 升，将夜明砂等三药水煎取汁，加入粳米煮粥，每日 1 剂，分 2 次服食，连用 5～10 剂。

（3）密蒙花茶：密蒙花 6 g，淡竹叶 3 g，茶叶 3 g。将密蒙花、淡竹叶水煎取汁，冲茶饮用，每日 1 剂，连用 3～5 剂。

3. 肝肾阴虚型《临床食疗配方》

【主证】双眼昏蒙，眼前有黑影遮挡，渐至失明，双眼干涩，头晕耳鸣，遗精腰酸。舌质红、苔薄，脉细。

【治则】滋补肝肾。

【配方与用法】

（1）玄参炖猪肝：玄参 20 g，谷精草 15 g，猪肝 250 g，生姜、葱白及其他调味品适量，将玄参、谷精草用布包好，猪肝洗净切片，一起入锅加水炖至肉熟，适时加入生姜、葱白及其他调味品，吃肉喝汤，每日 1 剂，连用 7～10 剂。

（2）枸杞木贼粥：枸杞子 20 g，麦冬 15 g，木贼 20 g，粳米 60 g。将枸杞子等三药水煎取汁，加入洗净的粳米煮粥，每日 1 剂，连用 7～10 剂。

（3）桑椹枸杞酱：鲜桑椹 500 g，鲜枸杞子 500 g，蜂蜜 300 g，将桑椹、枸杞子择好洗净，入锅煮熟透后，加入蜂蜜收稠，做成果酱，每次 30 g，每日 3 次，连用 7～10 剂。

4. 气血两虚型《临床食疗配方》 ·····························

【主证】视力渐降，日久失明，面乏华泽，神疲乏力，懒言少语，心悸气短。舌质淡，苔薄，脉细。

【治则】益气养血，明目。

【配方与用法】

（1）决明炖童鸡：决明子 30 g，龙眼肉 20 g，童子鸡一只（约 100 g），调味品适量，将决明子布包。鸡宰杀洗净切块。和龙眼肉、决明一起入砂锅中，加清水，用文火煮至熟，弃去药包，加入调味品，佐餐食用，每 2 日 1 剂，连用 3～5 剂。

（2）黄芪猪肝萝卜汤：黄芪 20 g，当归 10 g，猪肝 200 g，胡萝卜 200 g，调味品适量。将黄芪、当归用布包好，猪肝洗净切片，胡萝卜切条，一起入锅煮汤，肉熟弃去药包，加调味品食用，每日 1 剂，连用 5～7 剂。

（3）山药甘薯粥：鲜山药 100 g，甘薯 200 g，粳米 60 g，红糖适量，将山药、甘薯洗净切块和粳米一起加水煮粥，食用时加红糖。每日 1 剂，分 2 次食用，连用 7～10 剂。

5. 脾肾阳虚型《临床食疗配方》 ·····························

【主证】久病虚羸，目无所见，畏寒肢冷，面色发白，腰膝酸软，大便溏薄，阳痿早泄，女子带下清冷。舌淡，苔薄。

【治则】健脾补肾。

【配方与用法】

（1）木贼炖麻雀：木贼 20 g，麻雀 3 只，山药 20 g，磁石 30 g。

调味品适量。将木贼等三药布包，麻雀去皮毛内脏，一起入锅加水炖至肉熟，加入调味品食用，每日 1 剂，连用 3～7 剂。

（2）山药胡桃粥：鲜山药 100 g，胡桃仁 30 g，粳米 60 g。将山药洗净切块，和胡桃仁、粳米一起煮粥。每日 1 剂，分 2 次食用，连用 7～10 剂。

（3）羊肝鸡蛋汤：羊肝 200 g，鸡蛋 2 枚，木耳 20 g，调味品适量。将羊肝洗净切片,木耳泡发洗净,放入锅中煎煮,沸后打入鸡蛋,加调味品食用,每日1剂,连用7～10剂。

第三节 辨 证 药 膳

1. 肝郁气滞证《中医医院康复指导手册》

视物模糊,视野中央区或某象限可有大片暗影遮挡;心烦郁闷,口苦胁痛,头晕目胀。舌红苔薄白,脉弦。

【常用药膳】荷叶粥。

【组成】新鲜荷叶1张,粳米100 g,冰糖适量。

【制作与用法】取粳米煮粥,待粥熟后加适量冰糖搅匀。趁热将荷叶撕碎覆盖粥面上,待粥呈淡绿色取出荷叶即可。

【功效】疏肝理气,清暑利湿,升发清阳。

【方解】荷叶升发清阳,佐以少量冰糖以祛烦消渴,清热降浊,养阴生津。

2. 肝肾不足证《中医医院康复指导手册》

双眼昏矇日久,渐至失明,口眼干涩,头晕耳鸣,腰酸肢软,烦热盗汗,男子遗精,大便干,舌红苔薄白,脉弦细。

【常用药膳】银杞明目粥。

【组成】粳米100 g,银耳15 g,枸杞子15 g,麦冬15 g,山药15 g,莲子15 g。

【制作与用法】银耳洗净,撕成小片,用清水浸泡待用;枸杞、麦冬、山药、莲子洗净待用。将锅置大火上,放入清水,加入粳米,水开后随即下入枸杞、麦冬、山药、莲子,小火炖至40 min装入碗内即成。

【功效】补气益肾,滋阴明目,和血养荣。

【方解】枸杞滋补肝肾,益津明目;麦冬养阴生津、除烦;山药平补肝肾,莲子清热宁心;粳米滋阴补肾,健脾暖肝,明目活血;银耳能益气清肠,滋阴润肺,增加免疫力。诸药合用,共奏补气益肾、明目美颜之功。

3. 气血两虚证（《中医医院康复指导手册》）··

视力渐降，日久失明，面色无华，唇甲色淡，神疲乏力，懒言少语，心悸气短，舌淡苔薄白。

【常用药膳】龙眼肉粥。

【组成】龙眼肉 10 g，大枣 5 枚，大米 100 g，白砂糖适量。

【制作与用法】将龙眼去皮取肉，大米淘净，大枣去核，与龙眼、大枣同放锅中，加清水适量，煮为稀粥，每日 1～2 剂，喜好甜食者，可加白糖适量同煮服食。

【功效】补气养血，养心安神，健脾补血。

【方解】龙眼肉补心安神，养血壮阳，益脾开胃；大枣补中益气，养血生津；大米补中益气，健脾养胃；白砂糖润肺生津，化痰止咳，降浊怡神。诸药共奏补气养血，养心安神，健脾补血之效。

4. 气滞血瘀证（《中医医院康复指导手册》）··

视神经萎缩见于外伤或颅内手术后，头痛健忘。舌暗红有瘀点。

【常用药膳】桃仁粥。

【组成】桃仁、生地各 10 g，粳米 100 g，桂花粉 2 g，红糖 50 g。

【制作与用法】桃仁浸泡后，去皮弃尖，与生地二药洗净后加入适量冷水武火煮沸，改文火慢煎。30 min 后，除去药渣，将粳米洗净加入药汁中煮粥。粥熟加入桂花粉，红糖 50 g。粥的稀稠可根据个人嗜好掌握。每次食一小碗，每日 3～4 次，该粥汤色红亮，米烂出油，香甜可口，口感滑利。

【功效】养血活血，行气化瘀，通络止痛。

【方解】桃仁可活血化瘀，润肠通便；生地能滋阴清热、养血活血；桂花、红糖能温通血脉而止痛；粳米味甘性平，能益脾和胃，含有蛋白质、脂肪、糖类、钙、铁和维生素 B_1 等；红糖不仅能供给热量，又富含铁质。

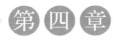

外 治 法

第一节 特色外用方

1. **雄黄方**[①]（《太平圣惠方·治眼青盲诸方》）

【组成】雄黄（细研）二（一）两，细辛一两，干姜（炮裂，锉）一分，黄连（去须）一两，蕤仁（汤浸，去赤皮）三十枚。

【用法】上件药，捣筛为散，入雄黄，拌令匀。以蜜二两和内，于瓷瓶中油单密盖，于饭甑内蒸一炊久，新绵滤过，以瓷盒子内盛，每夜卧时，取如麻子大点之。

【功效与主治】明目。主治眼青盲，不见物，多泪。

2. **真珠煎方**（《太平圣惠方·治眼青盲诸方》）

【组成】真珠末一两，白蜜二合。

【用法】上件药，合和，微火煎两沸，绵滤取汁，日三四度点之。

【功效与主治】明目。主治眼青盲，不见物。

3. **鱼脑点眼方**（《太平圣惠方·治眼青盲诸方》）

【组成】鲤鱼一枚，鲤鱼胆一枚。

【用法】上件药，相和调匀，日三四度点之。

【功效与主治】明目。主治青盲。

4. **猪胆方**（《太平圣惠方·治眼青盲诸方》）

【组成】猪胆。

【用法】上取猪胆五枚，取汁，于铜器中，慢火煎，令可丸，即丸如黍米大，纳眼中为验。

【功效与主治】明目。主治青盲。

---

① 原文无方名，编者自拟。

5. 治小儿青盲不见物方（《太平圣惠方·治小儿青盲诸方》）

【组成】鼠胆、鲤鱼胆（取汁）各二枚。

【用法】上件二味相和,点服用之,立效。

【功效与主治】明目。主治小儿青盲不见物。

6. 治小儿青盲脑痛方（《太平圣惠方·治小儿青盲诸方》）

【组成】鲤鱼脑、鲤鱼胆各等分。

【用法】上件药,相和令匀,点眦中,日三四度,神效。

【功效与主治】明目。主治小儿青盲脑痛。

7. 治小儿青盲不见物又一方（《太平圣惠方·治小儿青盲诸方》）

【组成】真珠（研如粉）半两,白蜜一合,鲤鱼胆一枚。

【用法】上件药,相和,煎一两沸,候冷,点眼中,当泪出,药歇即效。

【功效与主治】明目。主治小儿青盲不见物。

8. 治小儿青盲不见物又二方（《太平圣惠方·治小儿青盲诸方》）

【组成】猪胆一枚。

【用法】上件药,微火上煎之,良久,候冷,点如黍米大,效。

【功效与主治】明目。主治小儿青盲不见物。

9. 点眼真珠煎方（《圣济总录·目青盲》）

【组成】真珠细研一分,鲤鱼胆二枚,白蜜二两。

【用法】上三味合和铜器中,微火煎取一半,新绵滤过,瓷瓶中盛,每以铜箸点如黍米,着目眦,即泪出,频点取瘥。

【功效与主治】养肝明目退翳。主治治肝虚寒,茫茫不见物。

10. 空青决明膏方（《圣济总录·目青盲》）

【组成】空青（研极细）一两,决明子（马蹄者炒）、干姜（炮）各一分,蕤仁、黄芩（去黑心）各三分,白蜜（好者）二升、细辛（去苗叶）、车前子、黄柏（去粗皮）、黄连（去须）各半两。

【用法】上一十味,捣研九味为末,和蜜内铜器中,盖头勿令透气,以米五升,安药器于上蒸,饭熟为度,乘热以绵滤去滓,瓷瓶子盛,以铜箸点眼眦,若多年青盲,点二十日见物,每点两日,即用摩顶膏。

【功效与主治】明目退翳。主治青盲内障翳晕,无问冷热风泪等,但瞳子不破者。

11. 治眼忽不见物,如青盲状方《圣济总录·目青盲》

【组成】母姜①。

【用法】上令人烂嚼母姜,以舌舐②眼,六七度即瘥。

【功效与主治】明目。主治眼忽不见物,如青盲状。

12. 猪肝膏方《圣济总录·目青盲》

【组成】猪肝(于净铛中以水一斗同药煮)一具,积豆花、槐花、地黄花各一两。

【用法】上四味,将后三味,捣罗为末,和肝煮一时辰,上有凝脂作片,掠取于瓷钵中,以火暖之,上有似酥片者,即收入瓷盒中,以铜箸点眼。

【功效与主治】疏风退翳明目。主治内障青盲,风赤翳膜。

13. 槐芽散方《圣济总录·目青盲》

【组成】槐芽、胡黄连、杨梅青各一两,龙脑(研)一钱。

【用法】上四味,捣罗为散,随左右吹在鼻内,候鼻中有黄水出,数日即瘥。

【功效与主治】明目。主治青盲。

14. 神仙取药《普济方·青盲外障》引《华佗中藏经方》

【组成】秦皮(去粗,锉细匀)三钱,乳香(如枣大)一块,胡黄连三钱,灯心(七寸长)一把,枣子二个,斑蝥(去头、足)一个,古老钱(不锉)七文。

【用法】上都为粗末。入无油器尤佳,用井华水一大碗,熬去半碗,用绵绢滤过,将滓以水半碗,煎取一盏,滤过同煎汁,入新碗中,熬似粥样,入小瓷盒中,或角盒中盛,将空青并硼砂一块,如两豆大,飞过熬干,空青不熬,再研入脑子,多不妨,麝香少许,四味同入药膏内,搅匀,每点一粟米许,在眼中眦头,将手挪匀,仰面候药微涩过,将沸盐汤,用软帛片蘸洗,冷则易之。

---

① 母姜,即干姜。
② 舐,同舐。

第四章

外治法

【功效与主治】明目。主治青盲。

【方解】能远视不能近视者,阳气不足,阴气有余也。乃气虚而血盛者,阴火有余,气虚者气弱也,此老人桑榆之象也。能近视不能远视者,阴气不足,阳气有余也,乃血虚气盛。血虚气盛者,皆火有余,元气不足。火者,人身真气之贼也,元气来也徐而和,细细如线,邪气来也紧而强,如巨川之水不可遏。

15. 琥珀金丝膏《普济方·青盲外障》引《杨氏家藏方》

【组成】黄连(去须)二两,龙胆草、黄柏(去粗皮)、山栀子(一处捣碎),以上三味各一两,乳香(别研)一分,白沙蜜半斤,青竹叶(大者剪碎)二百叶。

【用法】上前七味,用水三升同浸一伏时,于银石器内,慢火熬至一升,退火放冷,用绢袋作五七次绞取药汁,滓脚不用,于不透风处,放一伏时,澄下脚滓,又复去之,四日再倾取清药汁,更于银器内,再以慢火熬去一半,次入白沙蜜同搅,不得住手,俟有蜜香,用枝子挑出药试之,放冷再挑起,有丝为度,用绢袋子又滤去滓,于磁盒盛之,方入研细生脑子一升,同膏子搅令匀,每用少许,以铜箸点之。

【功效与主治】明目退翳除昏。主治一切眼疾。

16. 熊胆膏《普济方·青盲外障》引《杨氏家藏方》

【组成】羯羊胆(大者)一枚,白沙蜜半两,杏仁(去皮、尖、双仁,研)七枚,黄连(去头须,捣碎)三钱,南硼砂(别研)半钱,乳香(别研)少许,轻粉少许,马牙硝(别研)半钱。

【用法】上先将羊胆并蜜,倾在磁盏内,次入黄连、杏仁浸一宿,绵滤过,次下余药,用纸两三重,紧封口,掘地坑五寸,入药盏坐定盖之,三日,匙取出点之。

【功效与主治】清热明目退翳。主治除昏涩隐痛,及风毒上攻,胬肉侵睛,或暴赤肿痛。

17. 顽荆散《普济方·青盲外障》引《杨氏家藏方》

【组成】顽荆药、全蝎(去毒炒)、踯躅花、川芎四味各一分,香白芷、细辛(去叶土)、鹅不食草,上三味各半钱,雄黄(别研)、没药(别研)、乳香(别研)三味各半钱,郁金(研末)、盆硝(别研)四钱,脑子、薄荷四钱。

【用法】上杵细末，入研者药令匀，每用少许，含水搐鼻中。

【功效与主治】明目。主治一切眼疾。

18. 青玉散（《普济方·青盲外障》引《杨氏家藏方》）

【组成】龙骨一钱，白善土一钱，铜青半钱，轻粉一字，脑子一字。

【用法】上件并研令细，每用一字，白汤泡洗。

【功效与主治】清热明目退翳。主退翳除昏，消瘀肉，止泪，疗隐涩。

19. 治洗眼方（《普济方·青盲外障》引杨子健《万全》护命方）

【组成】五倍子（去尘土）、蔓荆子（去蔓）各一分，秦皮半两。

【用法】上为细末，每服三钱，以十分水一碗，于器内煎取八分，淋洗，便得通明快利。

【功效与主治】祛风明目。主治眼疾，兼治风痒。

20. 点眼方（《普济方·青盲外障》出《广南四时摄生论》）

【组成】脑子、砂糖各一钱，黄连末半钱，铜青（飞过水浸）半钱，炉甘石末三钱。

【用法】上入糖一处研匀，罐儿盛了，点时以少许点眼头，用水一盏，铜箸洗之。

【功效与主治】明目。主治青盲。

21. 搐鼻方（《普济方·青盲外障》出《广南四时摄生论》）

【组成】川芎、甘草、细辛、桔梗、蝎梢七个、龙脑、薄荷叶。

【用法】上各二钱，重为末，再入乳钵内研细，入雄黄一钱，重研匀。

【功效与主治】祛风明目。搐鼻药明眼，又去头风。

22. 还睛菩萨水（《普济方·青盲外障》）

【组成】龙胆草一钱，槐角（洗，切碎）一钱，雪水少许，生珍珠（别研为细末）二十七粒，白沙蜜少许，竹上露水（须用天水时以瓷器内服）少许。

【用法】上以新瓷盒盛，甑上蒸两次，研令极烂，以新绵重滤过，入别瓷盒内，再以雪水隔盒子窨一夜，又将脑子少许，乳钵内先研为细末，却入前蒸雪水药，再研匀，每日日中时，用新笔抄如米粒大，以新汲水蘸湿，点入眼中，闭眼，俟药行泪出方醒，连使两次。

【功效与主治】明目。主治青盲。

23. 当归连翘汤《《普济方·青盲外障》引《卫生家宝》》 ·············

【组成】当归三分,黄连五分,甘草三分,连翘四分,南黄柏五分。

【用法】上都作一服,水二盏,煎一盏,去滓,热洗之。

【功效与主治】清热明目。治眼白睛红,隐涩难开。

24. 生螺方《《普济方·青盲外障》引《本草》》 ··························

【组成】生螺。

【用法】取生螺一枚,以水洗之,令螺口开,以黄连一块,纳螺口中,令其螺饮黄连汁,以绵注取汁,着眦中。

【功效与主治】明目。主治目痛累年,或三四年方。

25. 越砥石方《《普济方·青盲外障》引《本草》》 ··················

【组成】越砥石。

【用法】用越砥石磨极细汁,滴目中。

【功效与主治】明目。主治目障暗。

26. 菊花方《《普济方·青盲外障》出《本草》》 ·····················

【组成】菊花。

【用法】以菊花作枕枕之。

【功效与主治】明目。主治目疾。

27. 绿盐①方《《普济方·青盲外障》出《本草》》 ················

【组成】绿盐。

【用法】以绿盐点眼。

【功效与主治】明目消翳。主治青盲等目疾。

28. 琥珀方《《普济方·青盲外障》出《本草》》 ·····················

【组成】琥珀。

———————————

① 绿盐,即硫酸铜矿,主要用于治眼疾。唐代由大秦人和阿拉伯人传入中国。《海药本草》曰:"绿盐出波斯国,生石上,舶上将来,谓之石绿,装色久而不变。方家言波斯绿盐色青,阴雨中干而不湿者为真。"《新修本草》曰:"绿盐,味咸、苦,辛、平,无毒,主目赤泪,肤翳眵暗。补以光明盐、硇砂亦铜屑,酿之为块,绿色。真者出焉耆国。中水取之,状若扁青、空青,为眼药之要。"

【用法】以琥珀摩之。

【功效与主治】明目除翳。主治青盲翳障。

29. 青盲洗方（《李时珍医方大全》）

【组成】桑灰。

【用法】用桑灰一合，煎汤沃之，于瓷器中，澄取极清，稍热洗之。如冷即重汤顿温，不住手洗。一法以桑灰、童子小便和作丸。每用一丸，泡汤澄洗。久久视物如鹰鹘也。

【功效与主治】明目。主治眼疾。

第二节　针 灸 疗 法

一、古代针灸治疗

青盲远视不明，承光主之。青盲驰目恶风寒，上关主之。青盲，商阳主之。（《针灸甲乙经·足太阳阳明手少阳脉动发目病》）

青盲无所见，远视晾晾，目中淫肤，白膜覆瞳子，巨髎主之。（《备急千金要方·上目病第一》）

商阳、巨髎、上关、承光、瞳子髎、络却，主青盲无所见。（《备急千金要方·头面第一目病》）

商阳、巨髎、上关、承光、瞳子髎、络却，主青盲无所见。期门、太泉主目青，络却治青风内障，目无所见。巨髎治青盲无见，远视晾晾，商阳治青盲，左取右，右取左。（《针灸资生经·青盲》）

青盲无所见：肝俞、商阳（左取右，右取左）。（《神应经·耳目门》）

肝家血少目昏花，宜补肝俞力便加，更把三里频泻动，还光益血自无差。（《针灸大成·玉龙歌》）

青盲眼：肝俞、胆俞、肾俞、养老、商阳、光明。（《罗遗编·青盲眼》）

二、近现代针灸治疗概述

1. 治则　补气血，益肝肾，通络明目。

2. **配方** ① 经穴刺法：以足三阳经及太阴经穴为主。取患侧睛明、球后、承泣、风池、合谷；双侧足三里、三阴交、肝俞、肾俞。② 耳针疗法：取双侧眼、目1、目2、皮质下、枕区。③ 穴位注射：取患侧风池、太阳、球后，药物为复方丹参注射液。

3. **操作** ① 经穴刺法：患眼睛明，直刺0.5～1寸，缓慢进针，施提插平补平泻法，酸胀为度；球后，沿眼眶下缘中、外1/3交界处缓慢进针，针尖斜向内上，进针深度1～1.5寸，施术同前，以眼胀、泪出为度；睛明、球后穴不可大幅度提插捻转；承泣，斜刺0.5～1寸，捻转平补平泻1 min；风池，向对侧眼角斜刺，进针1～1.5寸，施术同前；合谷，直刺1.5寸，施术同前；足三里、三阴交，直刺1.5～2寸，施捻转补法1 min；肝俞，斜刺0.5～0.8寸；肾俞，直刺0.8～1寸施捻转补法。诸穴施术后均留针20 min。② 耳针疗法：双侧眼、目1、目2、皮质下、枕区中等刺激，留针20 min，间断捻转施术。③ 穴位注射：患侧风池、太阳、球后，药用复方丹参注射液，每次0.2～0.5 mL。

4. **疗程** ① 经穴刺法：每日针刺1次，12次为1个疗程，1个疗程结束后，休息2～3日，再行第二疗程，治疗3～4个疗程后，可改隔日1次，间断治疗。② 耳针疗法：每日针刺1次，12次为1个疗程，治疗2个疗程后，改用耳穴贴压法治疗，以王不留行子贴压耳穴，自行按压，每日3～4次，每次20～30 s，耳穴贴压隔日更换1次。③ 穴位注射：隔日1次，5～10次为1个疗程。

三、近现代医家特色针灸疗法

（一）承淡安针灸治疗青盲经验

1. **青盲** 巨髎灸三壮，肝俞灸七壮，商阳刺出血，命门灸三壮。（《承淡安针灸选集》）

2. **症状** 目外观端好，瞳神无障，唯视力渐降至盲之眼疾。多因七情内伤、肝气郁结，或因暴怒痰火升动、气滞血瘀等致使玄府闭塞，神气出入升降受阻；或因气血亏损、肝肾阴虚、阴虚火旺，或肾阳虚衰，而致脏腑之精血不能上荣于目。

3. **承门针灸方** 攒竹、血轮、风池、肝俞、命门、光明、商阳、外关、足临泣。

攒竹：针 2 分，留捻 2 min。

血轮：针 1 寸，留针 30 min。

风池：针 5 分，留捻 3 min。

肝俞：针 5 分，留捻 2 min。

命门：针 5 分，留捻 2 min，灸 20 min。

光明：针 5 分，留捻 2 min，灸 20 min。

商阳：点刺出血。

4. **外关、足临泣**　各针 2 分，留捻 2 min。

5. **方义**　攒竹、血轮疏通局部气血经络；肝俞、命门滋肝养肾；光明治目疾之经验效穴；商阳清阳明经热，调畅气血。

6. **八脉配八卦**　震属外关（女）通阳维，巽属临泣（男）通带脉。二脉相合达肝目，擅能清热养肝治目疾。（《承门中医针灸宝典》）

（二）张仁针灸治疗青盲经验

1. **验方**

（1）取穴：主穴：新明 1、上明、上睛明、承泣（或球后）、丝竹空（或瞳子髎髎）。配穴：① 肝俞、肾俞。② 还睛、光明。

（2）操作：主穴必取，配穴每次 1 穴。主穴采用针刺法，均选 0.25 mm×（25～40）mm 的毫针。新明 1 针法同前；丝竹空、瞳子髎略向下斜刺，进针 0.8 寸左右，得气后快速捻转 0.5 min，留针；眼区穴直刺进针 1.2～1.4 寸，至眼球有酸胀感。每侧新明 1 与丝竹穴或瞳子髎为一对，接通电针仪，连续波，频率为 2 Hz，强度以患者能耐受为度。留针 30 min。每周 2～3 次。配穴每次一组，用穴位注射法。肝俞、肾俞，每次取一侧穴，二侧交替。药用丹参注射液 2 mL，黄芪注射液 4 mL。每次选一种。用 5 号齿科针头，刺至明显得气后，每穴注入药液 1～2 mL。另外用甲钴胺注射液（0.5 mg/1 mL），用于承泣或球后穴（与毫针刺间隔取用）注射，以 1 mL 次性注射器，刺至有针感（但不必强求）后，每侧穴 0.5 mL。上法均于主穴取针后进行。

2. **体会**　上述验方用于视神经萎缩的治疗。视神经萎缩，在取穴上，标本兼顾，但笔者认为亦应以标为主。主穴除取眼底病效穴新明穴外，均取眼区局部穴，以通经接气、活血明目。所加肝俞、肾俞，是基于肝开窍于目，目之精气靠肾涵养,而还睛为新穴而近臂臑,光明为胆经络穴,用穴注之法,加丹参与黄芪,更能加重益气补精活血通络明目之功。

视神经萎缩,早期的针灸干预十分重要。笔者曾治疗一名婴幼儿视神经萎缩患者,出生46日,为某三级专科医院确诊,应用上法主穴针刺治疗约一月余,视力经查,已有明显恢复。因故中断治疗。3年之后,患儿因其他疾病来张仁处诊治,其母告知,此后再未做其他治疗,双眼视力已基本正常。另一例郑姓中年女患者,左眼视力下降2年。在多家医院检查,诊断为左视神经萎缩,左高度近视眼底。予以神经营养及活血药物治疗,效果不显,视力仍然逐渐下降。给予上方治疗3个月,虽然视力不再下降,但亦无明显改善。所以要进行宣传,让广大本病患者了解,尽量做到早期接受针灸治疗。(《眼病针灸》)

(三)姚芳蔚中药联合针刺治疗视神经萎缩

针刺治疗视神经萎缩也有较好疗效,所取穴位以球后诸穴为主;手法根据病情决定,一般采取强刺激。它的治疗机制主要是兴奋神经,并借以扩张血管、改善血行以营养神经。在这方面已做了较多研究,如吴景天(1985年)为探求弯针接力针治疗视神经萎缩的机制,于针刺前后应用荧光眼底血管造影观察其对视网膜微循环时间及视网膜小动脉管径变化的作用,并以正常眼作对照,发现治疗前其视网膜微循环时间较正常延长,通过治疗而见效者,其时间缩短,小动脉管径变宽,从而说明针刺能改善微循环以使视力提高。

近年来,作者采用中药联合针刺治疗视神经萎缩23例35只眼,其中属于球后视神经炎8例16只眼、视盘炎2例4只眼,药物中毒性1例2只眼,视网膜动脉栓塞3例3只眼,视神经挫伤4例4只眼,莱伯遗传性视神经病变(Leber病)1例2只眼,青光眼后期2例2只眼,颅内肿瘤术后2例2只眼,辨证分型治疗如下:① 肝郁血虚型:多伴头胀、心情不舒、舌质红或淡红、脉细弦数之体征,多见于视神经炎导致之早期,治以疏肝养血、活血通窍,方用逍遥散加川芎、白芷、葛根、丹参。② 气虚血瘀型:多伴头晕乏力,舌质红旁有瘀点、脉细弦之体征,多见于视网膜动脉栓塞后,治以益气活血通窍,方选补阳还五汤加丹参、水蛭、白芷。③ 气滞血瘀型:多伴头胀、脉涩、舌质偏红之体征,并多见于由于外伤或中毒引起之早期。治以理气活血,外伤者配合止血化瘀,中毒者配合清热解毒;方选桃红四物汤加郁金,外伤加三七,中毒加金银花、连翘。④ 心脾气虚型多伴头晕、心悸、短气、失眠、舌淡、脉细弱,可见于多种原因或眼病引起而伴以上体征,亦有本症后期仅见舌淡脉细之体征,治以补益心脾气血,方选八珍汤、归脾汤、炙甘草汤等加减。⑤ 肝肾两亏型:多伴头晕、耳鸣、腰酸、舌红、脉细数或细弱,可见于多种原因或眼病引起而伴以上体征,亦有本症后期仅见舌质偏红、脉细之体征,治以补益肝肾,方选杞菊地黄汤、大补元煎、生脉六味汤等加减。如伴阳虚体征,选用金匮肾气汤、右归丸等加减。⑥ 气阴两虚型:多伴口干舌燥、舌质红绛无苔、脉细弱之体征,多见于肿瘤术后放疗后,治以益气养阴,方选二甲生脉散、二甲复脉汤加减。

针刺取穴以球后、承泣、上睛明、下睛阴等为主穴,配以合谷、足三里、三阴交等,隔日针 1 次,每次取主、配穴各 2 个,采取强刺激手法,针刺得气后加强刺激,并留针 20 min。

35 只眼经以上方法不同疗程治疗,视力提高 3 行或以上(显效)的有 16 只眼,提高 1~2 行(有效)的有 17 只眼,其中视力上升至 1.0 或以上的有 4 只眼,总有效率 94%。所以视神经萎缩可以采用中药和针刺治疗,并可取得一定疗效。(《眼科名家临证精华》)

(四)庞赞襄教授应用四穴八针治疗视神经萎缩

我们在眼科临床上,一般根据物理检查明确诊断后,适合针刺治疗者,一般应用四个主穴,应用与两侧故名"四穴八针"。应用四穴之目的,皆在提高视力、扩大视野、恢复视功能,但有的也能起到其他有效作用。现简介如下。

1. 主穴 承泣(足阳明胃经)、太阳(足少阳胆经)、攒竹(足太阳膀胱经)、风池(足少阳胆经)。

2. 四主穴部位 承泣:目下七分直瞳子陷中(即目下眶上缘陷中)。太阳:又名瞳子髎,目外眦角外五分陷中。攒竹:两眉头陷中。风池:后头骨下,颈肌外缘陷中与耳垂相平处。

3. 针刺手法及留针时间 我们采用平补平泻的手法进针,无特殊情况下一般不提插、留针时间不再捻转。一般承泣针刺 5 分至 1 寸,太阳针刺 3

分至 5 分,攒竹由眉端自上向下穿皮针刺 3 分至 5 分,风池针刺 5 分至 1 寸。每次留针 30~45 min。

4. 注意事项 在针刺过程中,有些穴位拔针后有轻微的出血,以棉球拭之即可,但对承泣一穴,有时刺破血管,拔针以后出血比较多,红肿高起,此时以手按其穴位之处,防止再度出血,而后以手揉之,令其肿消,一般 1 周左右,皮色可以恢复正常。〔张彬,庞荣,贾海波,等. 庞赞襄教授辨证治疗视神经萎缩的经验[C]//中华中医药学会. 世界中医药学会联合会第二届眼科年会,2011.〕

(五)贺普仁针灸治疗青盲经验方

1. 选穴 百会,睛明,肾俞,光明,臂臑,水泉。

2. 功效 补益肝肾,通经明目。

3. 主治 ① 肝郁气滞证:视物模糊,视野中央区或某象限可有大片阴影遮挡;心烦郁闷,口苦胁痛,头晕目张,舌红苔薄白,脉弦。② 肝肾阴虚证:双眼昏蒙日久,渐至失明,口眼干涩,头晕耳鸣,腰酸肢软,烦热盗汗,男子遗精,大便干,舌红苔薄白,脉细。③ 气血两虚证:视力渐降,日久失明,面色无华,唇甲色淡,神疲乏力,懒言少语,心悸气短,舌淡苔薄白,脉细无力。④ 气滞血瘀证:视神经萎缩见于外伤或颅内手术后,头痛健忘,舌暗红有瘀点,脉细涩。

4. 操作 百会:平刺 0.5~0.8 寸。睛明:沿眼眶缓慢刺入 1~1.5 寸。球后:沿眶上壁刺入 1 寸左右,补法。肝俞:斜刺 0.5~0.8 寸,补法。肾俞:直刺 0.5~1 寸,补法。光明:直刺 1~1.5 寸,补法。臂臑:直刺 1.5 寸左右,补法。水泉:直刺 0.3~0.5 寸,补法。

5. 经验 眼为清窍,通五脏之神气,故得五脏之养。五脏有病,皆可经望诊从眼神获悉。五脏中肾为先天之本,五行属水,肝藏血,开窍于目,五行属木。正常情况下,肝目得肾水之滋养,肝血充盈,上荣于目,目得血而能视,如肾水不充,肝木失养,则无血养目,发为青盲。由此可知,肝肾不足是引起本病的主要原因。由于本病多属于虚证或虚中夹实,病程大多较长,故选用较多穴位以治此顽证,这与贺普仁平日用穴少而精,确实不同。可见用穴无定数,据病情需要,该多则多,该少则少。取睛明、球后、局部穴位调理通畅眼部经气,此二穴为治眼病要穴,也是经验效穴,尤其球后穴治此病效果最佳,此穴为经外奇穴,位于眶下缘外 1/4 与内 3/4 交接处。远端取穴以光明、臂臑、肝俞、肾俞、水泉等穴为主,用以补肝益肾,调补气血。臂臑穴属手阳明大肠经穴,阳明多气多血,又因此穴为贺普仁临床实践中发现,治疗目疾多获效,故常用之以调补气血而养目。水泉是肾经穴,与光明穴一样也是治疗目疾的常用穴,但两者相比,水泉多用于肾虚目疾,而光明则虚实皆用。除此还常用临近穴位风池、百会等以治本病。(《国医大师专科专病用方经验·第 2辑针灸分册》)

(六)石学敏针灸治疗青盲经验方

1. **选穴** 睛明,球后,承泣,风池,合谷,足三里(双),三阴交(双),肝俞(双),肾俞(双),太阳。

2. **功效** 补气血,益肝肾,通络明目。

3. **主治** 肝肾阴亏,肝阳上亢。视力持续下降,双目视物不清,舌红、苔薄白,脉滑。

4. **操作** 睛明:直刺 0.5~1 寸,缓慢进针,施提插平补平泻法,留针20 min。球后:沿眼眶下缘中、外 1/3 交界处缓慢进针,针尖斜向内上,进针深度 1~1.5 寸,施提插平补平泻法,以眼胀、泪出为度,留针 20 min。睛明、球后:不可大幅度提插捻转,留针 20 min。承泣:斜刺 0.5~1 寸,施捻转平补平泻 1 min,留针 20 min。风池:向对侧眼角斜刺,进针 1~1.5 寸,施提插平补平泻法,留针 20 min。合谷:直刺 1.5 寸,施提插平补平泻法,留针20 min。足三里、三阴交:直刺 1.5~2 寸,施捻转补法 1 min,留针 20 min。肝俞:斜刺 0.5~0.8 寸,施捻转补法,留针 20 min。太阳捻转浅刺,用补法。

5. **经验** 石学敏认为视神经萎缩为多种原因导致气血不足、肝肾亏虚,精气不能通达上荣,以致神光耗散。因此疏通三阳经穴为首要,睛明为手足太阳经、足阳明经之会穴,球后为经外奇穴,具有疏结、通络、明目之功效。承泣为足阳明经、阳跷与任脉之会穴,风池为手足少阳经与阳维之会穴,肝俞、肾俞可加灸,滋养肝肾、调肝养目。临证可加耳针、穴位注射及其他配穴,在增进视力、改善视野方面,取得良好疗效。(《国医大师专科专病用方经验·第 2 辑针灸分册》)

（七）刘会生辨证施针治疗青盲

1. 技术操作及疗程

（1）用品准备：一次性毫针（规格为 0.35 mm×25 mm、0.35 mm× 40 mm、0.35 mm×50 mm、0.35 mm×75 mm）、棉签、75％乙醇或碘伏。

（2）体位选择：采用仰卧位。

（3）穴位选取：① 主穴：复明、太阳、球后、风池。② 配穴：肝肾阴虚配肝俞、太溪；脾肾阳虚配足三里、脾俞、肾俞、关元；肝郁气滞配太冲、光明；气血两虚配心俞、神门、气海；气血瘀滞配膈俞、委中。

（4）消毒：用 75％乙醇或碘伏棉签进行腧穴局部严格消毒。

（5）进针方法：复明，选用 3 寸（75 mm）毫针，向前上方与皮肤呈 15°角斜刺 2～3 寸；太阳，选用 3 寸（75 mm）毫针，向内下方斜刺 1.5～2 寸；球后，选用 2 寸（50 mm）毫针，轻压眼球向上，针尖沿眶下缘缓慢直刺 1～1.2 寸；风池，选用 1 寸（25 mm）毫针，向对侧眼睛斜刺 0.5～0.8 寸；肝俞、脾俞、肾俞、太冲、光明、心俞、膈俞、委中，选用 1 寸（25 mm）毫针，均直刺 0.5～0.8 寸；神门，选用 1 寸（25 mm）毫针，直刺 0.3～0.4 寸；关元，选用 1.5 寸（40 mm）毫针，排尿后直刺 0.5～1 寸；太溪，选用 1 寸（25 mm）毫针，直刺 0.5～0.8 寸；足三里，选用 2 寸（50 mm）毫针，直刺 1.2～1.5 寸。

（6）行针手法：复明采用捻转结合小提插，球后不提插、捻转，其他诸穴均采用提插、捻转相结合的手法。

（7）留针：球后，产生针感后即出针，出针后用无菌干棉签轻压针孔 0.5 min，以防出血。其他诸穴均留针 20 min，每隔 5 min 行针 1 次。

（8）疗程：每日 1 次，10 日为 1 个疗程。

2. **关键技术环节**　取复明（翳风前 0.3 寸，耳垂后皮肤皱裂处）时将耳垂向前上方提拉，刺入针尖达下颌骨髁状突后侧面，出现针感后，应用捻转结合小提插使针感传至眼区，眼区出现热胀感为宜。针太阳时，以使眼发胀为度。刺风池时局部产生针感即可。单侧病取患侧，双侧病取双侧。

3. **立论依据**　青盲是眼科较为常见的难治之疾。中医认为其病在水轮，与肝、脾、肾三脏相关，治疗多从疏肝解郁、活血祛瘀、益气养血、补肝益肾、补益脾肾着手。复明为刘会生治疗青盲的经验效用穴，太阳为治疗头目疾患常用经外奇穴,两穴相配在局部透刺眼区,使针感直达患处,改善局部微循环,激活和兴奋视神经纤维,恢复和发挥其正常传导功能,加速好转。球后属经外奇穴,对各种眼疾均有良效。风池是足少阳胆经穴,位于脑后,具有清头明目、通利关窍之效,对各种眼疾都有一定效果,尤能明显提高视力。诸穴相配,辨证加减其他穴位治疗青盲,取穴精少,操作简便,效果满意。

4. 注意事项 ① 明确诊断,积极针对原发性视神经萎缩、继发性视神经萎缩、颅内病变不同病因进行治疗,去除视神经损害因素。② 保持情志调畅。③ 忌食生冷油腻之品。

附:病案举例 张某,女,38岁,安阳县玉店乡王桂庄人。于1993年2月17日就诊。左眼失明1年余,右眼视力0.02,经安阳县眼科、河南省人民医院眼底检查,右眼视神经乳头呈苍白色,境界清楚,视网膜血管细少,诊为左眼视神经萎缩、右眼视神经炎,曾住院治疗,服中西药均无效,由其爱人挽扶来诊。患者伴有情志不舒、胸胁胀满、头晕易怒、脉弦等证,属肝气郁结所致,取穴复明、太阳、球后、风池、光明、太冲,按上法共治疗35次,右眼视力恢复到1.2,左眼微有观感,结束治疗,随访未复发。(《河南省当代特色针灸技术集萃》)

(八)谢强治疗青盲特色针灸疗法

1. 谢氏通经接气针法

(1)处方:通经除盲针方(谢强经验方)——外关、翳风、丝竹空、四白。气血虚甚,加脾俞;阴虚甚,加肾俞;血瘀甚,加球后。

(2)操作:先针刺手少阳三焦经外关,针尖朝上,使针感反应向上,强刺激,泻法,同时以言语诱导告诉患者针感会向上往翳风处行走,若针感在途中停止,可在针感反应中止处加针以引气,直达翳风接近病所;再逐一针刺手少阳三焦经翳风、丝竹空等穴,弱刺激,补法,得气,以激发和感召远端经气;继后,针刺四白、脾俞、肾俞等腧穴,弱刺激,补法,中途不行针;最后针刺球后,直刺0.3寸,弱刺激,忌提插,忌捻转。留针期间,在外关行针3次,每次1分钟,以催气、导气、接气。留针20 min。每日或隔日1次。

(3)释义:外关、翳风、丝竹空为手少阳三焦经腧穴,散邪通络、活血明目;四白,为足阳明胃经腧穴,有疏风活络、清热明目之效;丝竹空,为手少阳三焦经腧穴,可疏风清热。脾俞、肾俞,同属足太阳膀胱经,脾俞有养血明目之功,肾俞有滋阴益精、补肾益气之效;球后,为经外奇穴,能活血明目。诸穴相配,散邪通络,调理气血,滋阴益精,扶正培元,明目除盲。

2. 谢氏醍醐灌顶针灸法

(1) 处方:醍醐除盲针方(谢强经验方):气海、承浆、百会、四白。

(2) 操作:先针刺气海,强刺激,泻法;再逐一往上针刺承浆、百会,弱刺激,灵补法,得气后留针;在留针过程中,施以呼吸吐纳导引,嘱患者深吸气缓慢吐气,吸气时舌抵上腭搭鹊桥以交通任督,吐气时舌放下;继后,针刺四白,弱刺激,补法。留针期间,需在气海行针 3 次,每次 1 min,以催气、导气、接气。留针 20 min。每日或隔日 1 次。

(3) 释义:适宜于治疗虚火证。以承浆、气海等任脉腧穴为主,以督脉的百会穴为辅,从阴引阳、交通任督、阴阳相济、调和水火,达到阴液上升、醍醐灌顶、滋目除盲的目的。承浆,位居任脉的最高位为任督两经的交会穴,与气海相合,针之以引动任脉的精气上涌,并通过患者在吸气时舌抵上腭,使任督相接,与百会呼应,阴阳相感,水火相济,醍醐灌顶,浇灭邪火,清宁目窍。气海,是肓之原穴,具有很强的升提气机功能,针刺其气海能够培补元气,增强升提阴液上承的动力,气海与承浆上下相配,可助任脉通达升提阴液上注,清养清窍、扑灭邪火。四白,为足阳明胃经腧穴,有疏风活络、清热明目之效。诸穴相伍,任督相交,水火既济,阴津上升,醍醐灌顶,清养目窍,则目窍清宁、盲除目明。

3. 耳穴疗法 ① 处方:神门、眼、皮质下、额、肝、脾、肾。② 操作:埋针或用生王不留行籽贴压穴位,每次贴 1 耳,隔日 1 次,交替取双侧耳穴。

4. 梅花针疗法 ① 处方:风池、脾俞、肝俞、肾俞。② 操作:用梅花针在腧穴局部作中度叩刺,使局部潮红但不出血为度,隔日 1 次。

5. 穴位注射 ① 处方:太阳、球后、肝俞、脾俞、肾俞。② 操作:药物可选用复方樟柳碱注射液、丹参注射液、黄芪注射液或维生素 B_1、维生素 B_{12} 注射液等,每次 2 穴,针刺得气后注入药液 0.5～1 mL,3 日 1 次。用于治疗虚证。

6. 按摩法 可推拿按摩眼周围及足太阳膀胱经腧穴,疏通经络,以促进血液循环,促进眼底视功能的恢复。

7. **药离子导入** 眼科疾病将川芎、丹参、葛根等药物,作药离子导入眼内。

8. **方药** ① 肝肾亏损用滋阴除盲饮(谢强经验方):生地、何首乌、黄精、黄柏、地骨皮、决明子、夜明砂、桑叶、怀牛膝、五味子,以滋补肝肾。或选用《审视瑶函》的明目地黄丸加减。② 气血不足用养血除盲饮(谢强经验方):人参、葛根、升麻、黄芪、决明子、谷精草、当归、白芍、熟地、甘草,以益气养血。或选用《瑞竹堂经验方》八珍汤加减。③ 气滞血瘀用化瘀除盲饮(谢强经验方):三七、桃仁、红花、葛根、黄芪、谷精草、夜明砂、川芎、熟地、白芍,以化瘀通络。或选用《医宗金鉴》桃红四物汤加减。(《旴医谢强五官针灸传珍》)

(九)孙河针药并用治疗外伤性视神经萎缩

视神经萎缩是指眼外观无异常而视力渐降至盲无所见的一种眼病。本文所指是由头、眼部及眶部外伤引起的视神经萎缩。中医认为本病为头部外伤,目系受损,脉络瘀滞,玄府阻闭,气血瘀滞,精血不能上运于目所致。临床表现为瞳孔直接对光反应迟钝或消失,间接对光反应正常。眼底可见视盘色淡或苍白,视功能严重障碍。视野有不同程度缺损,视觉电生理 Po 波也有不同程度的延迟。根据中西医基本理论,结合多年的临床经验,多年来我们采用中西医结合、针药并用的综合疗法治疗外伤性视神经萎缩,收到较好效果。本文统计了自 2005 年 3 月至 2006 年 9 月在我科治疗的 13 例外伤性视神经萎缩患者的疗效,现总结如下。

1. **临床资料** 一般资料,2005 年 3 月,住院患者 13 岁 8～56 岁。病程从 2 个月到 3 年不等。所有就诊患者外伤均已治愈,其中交通事故损伤 6 人,高处坠落 63 人,其中男 59 例,女 4 例,均为单眼病。车击伤 4 人,打击伤 3 人。视力:仅有光感 1 眼,眼前手动 2 眼,指数眼,低于 0.05 者 4 眼,0.05～0.3 者 3 眼,0.3 以上 2 眼。视野向心性缩小 10 以上 8 眼,有其他类型视野缺损者 5 眼。

2. **方法**

(1) 中药治疗:本文所论视神经萎缩均为外伤所致。外伤必瘀,血瘀则气滞。病后患者多精神抑郁,情志不疏,肝气郁滞,气滞血瘀,脉道瘀阻。治以活血化瘀、肝理气、除风益损。方用通窍明目 1 号加加石硝、当归、红花、防风、藁本等。

（2）西药治疗：同等神经营养剂 B 族维生素，以营养视神经。

（3）针灸（电针）治疗：常用穴位有承泣、球后、百会、太阳、风池、三阴交、视区；促进眼组织代谢同时配合足三里、合谷、足光明等穴。每次行针后在两侧风池穴和行间穴通电，以加大针刺的刺激量，同时可加用 1～2 个配穴，留针 20～30 min，每日 1 次，15 次为 1 个疗程，治疗 2 个疗程。同时也可以按摩眼球以增加眼球周围的血液循环，促进视神经恢复。

（4）中药三七制剂应用：三七制剂 400 mg 加入生理盐水 250 mL 静脉输液，每日 1 次，15 日为 1 个疗程，应用 2 个疗程，以改善微循环，促进损伤组织的修复。

3. **结果** 显效（视力提高 3 行或 3 行以上及视野明显改善）者 7 眼，占 53.8%；有效（视力提高 3 行以下、视野好转）者 5 眼，占 38.5%；无效（治疗前后视力、视野无变化）者 1 眼，占 7.7%。

4. **典型病案** 贺某，女，10 岁。2005 年 3 月 1 日在放学时被楼顶坠落冰雪砸伤昏迷，CT、MR 提示：双额、颞、顶脑挫裂伤，左侧顶、枕骨骨折，右侧颞、顶骨骨折。脑外科治疗生命体征稳定后发现双眼视力障碍，2005 年 5 月 7 日转入眼科治疗。入院后查：右眼视力 0.8，左眼视力 0.3。左眼视野平均缺失 48BDB，平均光敏度 183DB（正常值 291DB）。治疗：① 通明目 1 号，每日 1 剂，早晚温服。② 脑蛋白水解物 10 mL，加入葡萄糖液 200 mL 中，每日 1 次，静脉点滴。③ 三七制剂 200 mg，加入生理盐水 250 mL 中，每日 1 次，静脉点滴。④ 针刺球后、太阳、角孙、风池、玉枕、脑户、行间、光明，每日 1 次。疗程 1 个月。检查：右眼视力 1.0，左眼视力 1.04，视野缺损明显改善，左眼视野平均缺失 2.8 DB，平均光敏度 263 DB。随访 1 年，视力稳定。

5. **讨论** 头面部外伤，特别是额颞部钝击伤，极易造成视神经的损伤。视神经在解剖上分为 4 段，即眼内段、眶内段、管内段、颅内段。由于管内段的特殊解剖位置，无论是暴力直接作用于头部或是间接造成损伤，均可合并视神经的损伤。颅脑损伤中视神经损伤发病率为 0.3%～0.5%。尽管通过 X 线、CT 检查并未发现视神经管骨折。但外力仍可经骨传导到视神经或牵拉视神经使之受损。视神经细胞对缺氧、缺血极为敏感，一旦受损，视力迅速下降。早期可应用脱水剂、止血药和激素,以减轻局部水肿、出血。神经营养剂、B族维生素、血管扩张剂均有利于缓解视神经缺血缺氧,同时促进视神经功能的恢复。中药旨在活血化瘀、疏肝理气,以疏通瘀滞之脉道,开通郁闭之玄府,启灵明之神光。针灸治疗通过疏通经络,借以扩张血管、改善微循环以营养视神经。针刺球后可大大提高视神经的传导功能,增强视神经对营养物质的吸收,加速视神经周围的出血及渗出物的吸收及消散,从而使视力提高,且疗效高、见效快。

视神经萎缩发病机制复杂,治疗较难,但并非不治之症。通过以上综合方法治疗,大部分患者可脱盲。在治疗过程中应调节好患者的情志,注意休息,加强体育锻炼以增强体质,饮食宜进含维生素丰富之物品,劝慰患者戒烟、酒,定期检测患者视功能恢复情况。〔孙河,王玉斌. 针药并用治疗外伤性视神经萎缩 13 例[J]. 针灸临床杂志,2007(6):11-12.〕

四、针灸医案

(一) 张涛清医案

案 1 〔肝肾阴亏型青盲(视神经萎缩)〕 马某,女,33 岁,干部。

患者于 1958 年始,视力逐渐减退,曾经西医院眼科检查,认为"营养不良",静脉注射葡萄糖 3 个月,病情有所好转。后因分娩失血过多视力又明显减退,但尚能做一般工作。1960 年春,因孩子患脊髓灰质炎,数日不见好转,啼哭忧愁数日,7 月 13 日突发高热,体温 42℃,昏迷不省人事,两手抽搐,手指发绀,下肢亦有抽动,急送某医院,经打针输液 3 日始好转。热退后,双目失明,光感消失,下肢瘫软不灵,医院诊为"重感冒高热引起的视神经萎缩",患者要求中医治疗,故转我院针灸治疗。检查:患者呈慢性病容,消瘦,语无力,呼吸时急时缓,双目呆视,烦躁不安,哭笑无常,舌质红,苔白腻,脉沉细而迟。体温 36.9℃,脉搏 45 次/min,呼吸 18 次/min,血压 110/80 mmHg。眼科检查:眼外形无异常,瞳孔对光反射迟钝,调节反射消失,眼底视盘凹陷,呈苍白色,境界清晰,筛板清晰可见。血常规:血红蛋白 10.8 g/L,红细胞计数 36×10^{12}/L,白细胞计数 7.46×10^9/L,中性粒细胞 0.69,淋巴细胞 0.31。红细胞沉降率 10.5 mm/h。尿常规:浑浊,呈酸性,比重 1.020,红细胞 1~7

个,上皮细胞 0～3 个,有大量结晶性尿酸盐,血糖 107.1 mg/100 mL,二氧化碳结合力 63Vol%,非蛋白氮 34.62 mg/100 mL,尿素氮 12.3 mg/100 mL,肌酐 2 mg/100 mL。肝功能:黄疸指数 6U,凡登白试验(-),胆红素定量 0.2 mg,高田反应(-),麝香草酚浊度试验(-),硫酸锌浊度试验 8.5U。诊断:癔症,原发性视神经萎缩;中医诊断:脏躁,青盲。证属肝肾阴亏证。

治疗过程:入院后分两步治疗,先用针灸与中药甘麦大枣汤治疗脏躁,2个月后患者病情好转,神志清楚,停止服药,继续针灸治疗。

取穴:视神经萎缩取睛明、太阳、合谷、光明、风池、脑空、肝俞、肾俞为主穴,配合命门、十七椎下、环跳、委中、足三里、阳陵泉、血海、梁丘、绝骨、三阴交治下瘫。以上穴位分两组交替配伍,轮流针刺。每次针 12～14 穴,隔日 1次。手法:进针后,施以捻转提插手法,得气后行施补泻手法,刺激量由弱到强,每次留针 30 min,间隔 5 min 捻转,提插运针 1 次,以加强刺激量。

配合药物遵古人"以肝补肝"之法,取鲜羊肝加潼蒺藜 24 g、草决明 30 g。用法:将潼蒺藜和草决明共研为细末,撒在羊肝上,蒸熟后先熏目后吞服,2日服羊肝 1 个。

自 9 月 20 日开始取上法针药配合治疗,视力逐渐好转。11 月 5 日能在30 cm(1 尺)距离处分辨指数,12 月中旬可在 1 m 距离内分清指数。次年 2月,可以分辨颜色,6 月可看清报纸上 4 号字,但左眼视力仍差。又经 4 个月治疗,两眼视力恢复正常,视神经萎缩情况完全消失。1962 年 1 月到某医院眼科复查,左眼轻度散光,经配戴眼镜后,两眼矫正视力可达 1.0,下肢瘫痪亦逐渐消失,1962 年 1 月 27 日痊愈出院。经 20 多年追访,情况一直良好。

案 2 [肝肾阴虚青盲(视神经萎缩)] 徐某,女,25 岁,干部。

自诉 3 年前因突然晕倒、昏迷不省人事、大小便失禁,单位即送西安某医院以结核性脑膜炎治疗,脊髓腔注射链霉素抗结核治疗。苏醒后两下肢瘫痪,麻木不仁,双目失明,不辨人物,不分明暗,睁眼只见眼前一片白雾,闭目时眼前一片红光。住院治疗 1 年后无明显好转而出院。慕名某军医院来兰州求治,因上盲下瘫,生活不能自理,加之人地两生,辗转几个医院均以无法治疗不予收治。遂于 1956 年 3 月 19 日来我院要求针灸治疗。检查:患者从乳房以下麻木不仁,两下肢瘫痪无用,双目呆视,舌质淡红,苔白腻,脉沉迟。眼科检查:眼外形无异常,瞳孔散大,右瞳孔 6 mm,左瞳孔 4 mm,对光反射迟钝,眼底双侧视盘为苍白色,境界清晰,视盘筛板显露,视网膜动脉细。血常规化验:血红蛋白 11.6 g/L,红细胞计数 43.4×10^{12}/L,白细胞计数 9.7×10^9/L,中性粒细胞 0.74,淋巴细胞百分比 0.26。诊断:单纯性视神经萎缩。中医诊断:青盲,证属肝肾阴虚证。

治疗经过,首先进行辨证。患者病起于突然昏仆,二便失禁,不省人事,是继中风脱证之后因虚而发病。肝开窍于目,受血而能视;肾主骨,精充才能作强。肝肾精血不足,不能上承于目则目昏不明,瞳孔散大,气血不能下濡筋骨则肢痿不用。治当补肾生精,调肝养血,通经活络,上下同治。

取穴:视神经萎缩取睛明、太阳、合谷、风池、肾俞、肝俞为主治,配合命门、十七椎下、环跳、委中、风市、血海、梁丘、足三里、阳陵泉、绝骨、三阴交以治下痿(针刺方法、配穴、刺激量,留针同案1)。

服金匮肾气丸(汤)以配合治疗至 4 月 1 日,视力有所好转,4 月 13 日在阳光下 10 m 距离内可认到人影。此后,左眼瞳孔逐渐缩小,视力较右眼为佳。至 10 月可在 5 m 距离内分清手指,又经 1 年余治疗后,两眼可看清报纸上 4 号字,下肢瘫痪好转,能扶单杖行走,1958 年 4 月 14 日出院。

案3 [肝、脾、肾俱虚型青盲(视神经萎缩)] 李某,男,5 岁。

1973 年 5 月因发热,曾在家乡医院按肺炎住院治疗,病愈出院后,同年 7 月又突发高热,昏迷不省人事,大、小便失禁,家人即送某地区医院抽脊髓液化验,诊断为结核性脑膜炎住院药物治疗,住院期间昏迷 90 余日,使用抗结核药物治疗,靠鼻饲牛奶、输液维持生命。苏醒后,双目失明,四肢瘫痪,住院治疗前,经眼科检查,诊断为脑病后遗症(双眼视神经萎缩),医院劝其回家休养。1974 年 3 月经友人介绍,要求针灸治疗。检查:患者呈慢性病容,四肢瘫痪不用,乏力,烦躁不安,舌质红苔白腻,脉沉细而迟。眼科检查:眼外形无异常,瞳孔散大,对光反射迟钝,眼底双侧视盘苍白色,境界清晰,视盘筛板显露,视网膜动脉细,诊断为双目原发性视神经萎缩,辨为肝肾阴亏证。

治疗经过:根据病史和症状及体征进行辨证。患儿病起于风毒湿热之邪所致的高热神昏,蕴热既久,气血精津消灼,以致气血失和,经筋失养。盖肝开窍于目,受血而能视,肾主骨,精充而能上注于瞳神,并可作强。脾主四肢,健运则肌充有力,今肝肾之精血不足,不能上承于清窍,故目昏不明。脾失健运,湿浊流注肢体,则四肢瘫痪,肌肉萎缩。证属肝、脾、肾俱虚,治当以健脾利湿,补肾生精,调肝养血为主,兼以疏经活络,盲瘫同治。

取穴:针对视神经萎缩取睛明、太阳、风池、合谷、肾俞、肝俞为主穴,配合脾俞、命门、十七椎下、环跳、委中、风市、梁丘、足三里、阳陵泉、扶突、曲池等穴治肢瘫。以上穴位分两组,交替配伍,每次针 10～12 个腧穴,隔日 1 次,进针得气后行疾徐、提插、捻转补泻手法,不留针。

针 34 次后,左眼能在 10 m 外看见人和物,右眼能辨像人形,两下肢可自主活动,后因长期住朋友家生活不便而回陕西老家,其家属曾多次来信说,患者视力如前,病未复发,能自理生活。

【按】张涛清认为视神经萎缩为致盲率较高的一种眼病,至今尚无较满意的疗效。致病原因除肝肾阴亏、心血亏损外,久病虚损、脾阳不振而致精微不化,或先天禀赋不足,脾肾阳虚,或情志郁结,肝失条达,气血郁闭,或头部外伤,或肿瘤压迫,均可导致脉络瘀阻或精津亏虚,目失荣养形成视神经萎缩而失明。张氏认为针刺治疗视神经萎缩是一种有效的方法,机制在于调整脏腑经络功能,帮助萎缩的视神经得以修复。临证选用足太阳经睛明穴清头目,滋水明目。局部太阳穴疏风泻火,醒神明目。风池为手足少阳与阳维之会穴,有调和气血、通络明目的作用。合谷益气养血,调补肝肾;肾俞、肝俞滋养肝肾,平肝潜阳,理气和血。由于疗程较长,患者、医者都要有耐心坚持治疗。张氏所治案 1、案 2 均为肝肾不足,均表现为上盲下瘫,治疗宜上下兼顾。案 3 为肝、脾、肾俱虚型青盲,表现为上盲四肢瘫,治疗时补益肝肾,健补脾胃,同时兼顾上下肢。均取得较好疗效。(《张涛清针灸治验选》)

(二)张仁医案

案 患者,男,24 岁,职工。

初诊(2005 年 4 月 21 日) 主诉:双眼视物模糊近 1 年。现病史:患者系本市某大型船厂的电焊工。1 年前,感冒发热后,自觉视力急剧下降。被某医院诊断为视神经炎。用药物治疗未见好转。又改服中药,视力仍继续下降,以致无法工作。3 个月前,经某三级专科医院确诊为视神经萎缩,经用体外反搏、高压氧舱及中西药物等,均未见效。通过网上介绍,由其父亲搀扶,求治于笔者处。检查:双眼外观无异常,裸视力 0.01,无法独自行走。眼底:视盘苍白,边界清楚,血管变细,筛板可见。视觉诱发电位(VEP)检查示:潜伏期明显延迟,波幅降低。舌淡尖略红,脉弦细。诊断:视神经萎缩。

治疗:以上述验方为主,加用新明2、攒竹、天柱穴。新明2穴按前述针法,攒竹,针尖略向上健明刺入,天柱直刺用导气法。穴注射药物用维生素B₂注射液代替甲钴胺注射液,剂量相同,其余同验方。每周治疗2次。

10次后,视力上升至0.1,VEP复查示:潜伏期延迟,波幅降低。又经3个月治疗,双眼视力上升至0.2,可自行来笔者处求诊。VEP复查示:潜伏期轻度延迟,波幅降低不明显。继续治疗3个月,视力上升不明显,VEP复查示:潜伏期基本正常。不仅生活完全自理,且已经重新在一家餐厅找到工作。

【按】本例患者,来诊时视力已差,且病程较长,但针刺仍有较好的效果。笔者已治疗多例此类患者,发现有两个共同点,一是开始治疗时,效果十分显著,但随着疗程的增加,效果往往变得不明显。这种情况,不仅在本病中有,在其他的多种难治性眼底病的针灸治疗时也同样,是否是机体因为反复刺激而产生了调节疲劳?与长期用药产生抗药性一样,出现抗针灸刺激性?值得进一步研究。二是视力恢复与眼电图的改善不同步,本例VEP显示已基本正常,但视力并不见上升,其原因也有待探索。(《眼病针灸》)

(三) 郑魁山医案

案1 [风邪阻络型青盲(视神经萎缩)] 张某,男,40岁,会计。

初诊(1958年3月16日) 视力逐渐减退10年,患者10年前视力逐渐减退,1951年在北京市某医院检查诊断为视神经炎。6个月前,因感冒发热后,视力大减,只能勉强看到报纸上的一号大字,但看字呈黄色,且眼易疲乏,看3～4 min即出现头痛,眼睁不开而想睡,又去某医院检查,诊断为视神经萎缩,遂来本组治疗。检查:视力右0.3,左0.4;眼底,双视盘颞侧淡黄,边缘清楚,生理凹陷及视网膜血管正常。视野,双侧中心有绝对性暗点约3°。面色黄而不润浑,舌苔白根腻,脉缓尺弱,68 次/min。西医诊断为视神经萎缩。中医辨证系风邪久郁,阻塞经络之“视瞻昏忪”。采用祛风活络、活血明目之法治之。

取风池,用烧山火法,使热感传到眼底出汗,曲鬓、瞳子髎、攒竹,用平补平泻法,留针20 min;并配大椎、肝俞、肾俞,用平补平泻法,不留针。

两组穴位交替使用,每日针 1 次,针治 14 次,视力恢复至右 0.6,左 0.5。针治 25 次时,视力恢复到右 0.8,左 0.7。治疗至 1958 年 6 月 15 日,针达 56 次时,症状基本消失。检查:视力右 0.9,左 0.8。眼底:双视盘大小正常,边缘整齐,右颜色正常,左颜色略浅,血管无特殊。舌质淡,苔薄白,脉弦细,72 次/min。即停诊观察。1959 年 3 月 26 日随访情况良好。

案2 〔肝肾阴虚型青盲(视神经萎缩)〕 王某,女,32 岁,市民。

初诊(1958 年 11 月 3 日) 左眼失明 2 周。患者 2 周前左眼突然失明,并伴有头痛、腰酸、全身疲乏无力。检查:视力右 1.2,左眼前手动左眼瞳孔对光反射迟钝。眼底:右眼正常,左眼视盘水肿,黄斑正常。舌苔薄白,脉浮稍数,82 次/min。西医诊断为左眼视盘水肿、视神经萎缩。中医辨证系肝肾阴虚、精血不能上营于目之"青盲"。采用补肾益肝、养血明目之法治之。

取风池,用热补法,使热感传到眼底,肝俞、肾俞,用热补法,不留针,内睛明,用压针缓进法,留针 10 min;并配球后、攒竹、鱼腰、太阳,用平补平泻法,留针 20 min。

两组穴位交替轮换使用。每日针 1 次,针治 32 次后,头痛、腰酸消失,全身有力,亦不疲乏。眼科检查:视力右 1.2,左 0.1。眼底:左眼视盘水肿消退,颜色稍浅,边缘清楚,动静脉迂曲,黄斑中心凹可见,光反射消失,周边未见异常。诊断为视神经萎缩。又用前法治疗到 1959 年 1 月 23 日,针达 66 次时,视力:左 0.7。眼底:左眼视盘边缘清楚,颜色淡黄,视网膜动脉轻度狭窄,静脉正常。视野:左中心视野生理盲点扩大 2/1 000 白,绝对性环状暗点 1/1 000 白。治疗到 1959 年 2 月 25 日,针达 90 次时,左眼视力恢复到 1.0,即停诊。同年 6 月 15 日随访情况良好。

案3 〔气血两虚型青盲(球后视神经炎)〕 张某,男,35 岁,教员。

视物不清已 6 个月。患病前患者工作特别紧张,白天讲课,晚上看书,5 月 2 日晚上突然两眼辨不清字迹,自想可能是太疲劳,即卧床休息,但第二日症状如故,去同仁医院检查,诊断为"球后视神经炎",服药效果不显。患者两眼不痛不痒,视力:右眼 0.1,左眼 0.08。舌苔薄白,脉细。辨证系视物过劳,耗伤气血。气血不能上荣于目,目失所养。采用温通脉络、活血明目之法。

针风池用过眼热法,左手拇指押在针穴下方,其他四指排开押在针穴左侧,右手持针沿左手拇指指甲向对侧太阳斜刺,使热感传到眼底,不留针,内睛明用压针缓进法,瞳子髎、球后用平补平泻法,留针 20 min,每日 1 次。

治疗到 1959 年 10 月 25 日,针达 10 次时,视力明显好转,右眼 0.5,左眼 0.5。治疗到 1959 年 11 月 10 日,针达 20 次时,视力恢复到右 0.8,左 0.7。改为每周针 3 次,治疗到 1959 年 12 月 8 日,针达 30 次时,视力恢复到右 1.2,左 1.0。停诊观察到 1952 年 1 月 25 日,双眼视力保持在 1.0 以上。

【按】郑魁山所治案 1 辨证为风邪阻络型,案 2 辨证为肝肾阴虚型,案 3 辨证为气血两虚型。但都应用风池穴,采用过眼热法治疗是其特色。操作时左手拇指押在针穴下方,其他四指排开押在针穴左侧,右手持针沿左手拇指指甲向对侧太阳斜刺,使热感传到眼底,不留针。郑氏主张温通经络为主治疗本病,取得良好疗效。(《郑氏针灸全集》)

(四)贺普仁医案

案 1 严某,男,7 岁。

双目视力下降近 2 年。(家长代诉)患儿自幼身体较虚弱,2 年前开始无明显诱因出现视物不清。外院眼科诊断为"视神经萎缩",检查视力不足 0.1。治疗后未见明显效果。纳食不佳,夜寐欠安,二便尚调。舌淡,苔薄白,脉沉细略数。诊断:视神经萎缩。辨证:肝肾不足,气血两亏,目失所养。治疗:补益肝肾,荣养气血,开窍明目。

取穴:百会,睛明,球后,肝俞,肾俞,中脘,光明,臂臑,水泉。

操作:项、背俞穴点刺,不留针。除睛明穴不施手法外,余穴用补法。

案 2 田某,男,39 岁。

左眼视物不清 2 年,肿痛 1 年。患者于 2 年前,无明显诱因,突发左眼视物不清,经某医院检查,诊断为"眼底出血",继则又被诊断为"视神经萎缩",曾经球后注射药物治疗,症状无明显改善。1 年前,左眼出现胀痛,有异物感,视物有黑影,查视力左眼 0.9,右眼 1.5。舌体胖大,苔白腻,脉弦滑。诊断:视神经萎缩。辨证:气血不足,气滞血瘀,经脉不畅,目失所养。治疗:补益气血,行气祛瘀,通经止痛。

取穴:睛明,球后,攒竹,太阳,臂臑,合谷,太冲。

操作:以毫针刺入穴位,除睛明和球后穴外,均用先补后泻法。

患者每周针治 2 次,治疗 8 次后,左眼胀痛消失,视物较前清楚,视力检

查为 1.0。(《国医大师专科专病用方经验·第 2 辑针灸分册》)

(五) 李志明医案

案 ［肝肾两虚型青盲(视神经萎缩)］ 姜某,男,40 岁,干部。

初诊(1986 年 7 月 3 日) 主诉:双目失明 1 个月余。病史:1 年前患者自觉双眼视物不清,视野缩小,时而眼睛胀痛。近 2 个月来视力明显下降,以致双目失明,曾在北京某医院眼科诊断为家族性视神经萎缩。检查:神志清楚,语言流利,双目失明,营养中等。舌淡,苔薄,脉沉细。双眼视盘苍白,边清,视网膜动脉变细。诊断:青盲(视神经萎缩),肝肾两虚型。治疗:补肾养肝,益精明目。

取穴:风池(双),光明(双),蠡沟(双),合谷(双)。配穴:睛明(双),球后(双),肾俞(双),肝俞(双)。

操作:采用热补手法,先针风池穴务使热感传至眼区,次针光明、蠡沟、合谷基本循经传到眼区。针刺配穴睛明、球后缓慢进针。

至 1968 年 11 月共针 72 次,右眼视力恢复到 0.6,左眼恢复到 0.4,已能正常工作。1978 年 10 月复查,右眼视力 0.5,左眼 0.4。

【按】 李志明认为在临床同样采用风池穴,针用热补手法治疗视神经萎缩,使热感直达眼区,有疏通经气、益肝明目之功,加胆经络穴光明,肝经络穴蠡沟更助养肝明目,睛明系足太阳经穴,是手太阳小肠经,足阳明胃经和阴、阳跷脉之会穴,针之有疏风清热、补肾益目之功;球后属局部用穴,清头明目。配肝俞、肾俞以滋补肝肾。诸穴合用,相得益彰,故收此效。李氏认为针刺时,以热感传到眼区疗效最佳。(《中国当代针灸名家医案》)

(六) 张缙医案

案 1 王某,女,32 岁。

主诉:左眼失明 2 周。现病史:该患者自述 2 周前左眼突然失明,并伴有头痛、腰酸、全身疲乏无力。检查:视力右眼 1.2,左眼前手动,左眼对光反射迟钝。眼底:右眼正常,左眼视神经盘水肿,黄斑正常。舌淡苔薄白,脉沉细。中医诊断:左眼青盲。西医诊断:左眼视神经萎缩。

处方:风池毫针直刺 1.5 寸,得气,针尖朝向患眼眼底,使针感由风池穴沿足太阳膀胱经经前额头顶至上眼睑再至目。继之用取热手法,使针感传至病侧眼底,留针 30 min。球后毫针直刺 1.5 寸,得气后留针 30 min。睛明毫针直刺 1.2 寸,得气后留针 20 min。合谷毫针直刺 0.8 寸,得气后留针 30 min。曲池毫针直刺 1.5 寸,得气后留针 30 min。

治疗经过:每日 1 次,12 次为 1 个疗程,中间休息 1 周。2 个疗程后,头痛、腰酸、全身疲乏无力消失,视力右眼 1.2,左眼 0.1。眼底:左眼视神经盘水肿消退,颜色稍浅,边缘清楚,动脉、静脉迂曲,黄斑中心凹可见,光反射消失,周边未见异常。6 个疗程后,视力左眼 0.7。眼底:左眼视神经盘边缘清楚,颜色淡黄,视网膜动脉轻度狭窄,静脉正常;视野:左中心视野生理盲点扩大,2/1 000 白,绝对性环状暗点 1/1 000 白。6 个疗程后左眼视力已恢复到 0.4,遂停诊。

【按】风池穴应用取热法将热送至眼底。其要领为:① 定准风池穴。② 速刺法进针。③ 取气。④ 使穴内经气充盈,出现酸胀针感。⑤ 刺手握针柄加力缓慢刺入,注意用力均匀,患者穴内渐有温热感。在取热之前,要先行使气至病所。即患者产生针感后,押手按闭风池穴下端,此为"闭其下气";让针感先由侧头部经耳区传至瞳子髎,再由后头部经巅顶至前额,再到眶上部及眼,最后让针感由深部至眼底,此三条路线开通之后,再行取热即可比较容易地将热送至眼底,"眼底送热法"又称"眼底过热"或"过眼热"。"球后"这是一个新穴位,纳入《针灸学辞典》。其缘于西医眼科球后注射部位,血管少,不易出血而选定,此穴要深刺,用细针弩法使针感到达眼球后。"睛明"与"内睛明"二穴属同一部位,区别在于是经皮肤进针,还是由球结膜上进针。临床多用睛明,若掌握好进出针的力度和技巧可有效防止出血,此穴针刺深度一定要够,得气良好时全眼皆有针感。针此穴时要针上加力,即按针刺入,不可用提插法或捻转法来加强针感,否则极易引起局部出血。出针时也要迅速用干棉球压住穴位,只能直压不可揉动,揉亦易引起出血。睛明浅刺时效果不佳,深刺时必须注意上述几点,出血对愈后无妨而且有益,但患者并不清楚,往往因此引起纠纷。因此针刺睛明时一定先行解释,万不可疏忽。以上三穴为治疗内眼病的主穴。

案 2 张某,男,35 岁。

主诉:视物不清 2 周。现病史:该患者自述患病前工作特别紧张,白天讲课,晚上看书,2 周前的一个晚上突然两眼辨不清字迹,自想可能是太疲劳,即卧床休息,但第二日症状如故,去某医院检查,诊断为"球后视神经炎",服药治疗 2 周效果不显。检查:视力右眼 0.1,左眼 0.08,两眼不痛不痒,舌苔薄白,脉细。中医诊断:青盲。西医诊断:球后视神经炎。

处方:风池毫针直刺 1.5 寸,得气,针尖朝向患眼眼底,先用烧山火手法取热使针感由风池沿足太阳膀胱经到前顶及上眼睑,继之用气至病所法,再使针感传至眼底,同时将热传至眼底,留针 30 min。球后毫针直刺 1.5 寸,得气后留针 30 min。睛明毫针直刺 1.2 寸,得气后留针 20 min。合谷毫针直刺 0.8 寸,得气后留针 30 min。曲池毫针直刺 1.5 寸,得气后留针 30 min。

治疗经过:每日 1 次。针达 10 次时,视力同前,余症皆减,视力右眼 0.3,左眼 0.1;针达 40 次时,视力恢复到右眼 0.4,左眼 0.2。改为每周 3 次,又针达 5 周时视力恢复到右眼 0.7,左眼 0.5。显效停诊。

【按】这是用了两套手法,先是取气,使气至病所。路线有三:一是走太阳经,上巅至眶上,二是走少阳经由侧头部(耳上)至瞳子髎,三是风池穴直接到患侧眼底。其中以《中医针灸传承集》第三条路线为主,针入风池穴得气后用搓针法加大取气力度,继之用取热法取热,然后主要是通过送热至眼底来治疗本病。实际在临床上是一气呵成,视得气情况而定,总之热入眼底是重点。

案 3 高某,女,31 岁。

主诉:双眼视物不清 2 年,近 1 年加重。现病史:该患者自述 2 年前双眼视物不清,近 1 年加重,曾经多方治疗,效果不显,入院自觉双目干涩、头晕、听力减退。检查:视力右眼 0.5,左眼 0.4。眼底:双眼视神经盘色泽偏淡、边界清楚。舌淡苔薄白,脉细。中医诊断:青盲。西医诊断:视神经萎缩。

处方:风池毫针直刺 1.5 寸,得气,针尖朝向患眼眼底,用飞经走气法使针感由风池沿足太阳膀胱经经前额头顶至上眼睑再至目,继之应用搓针取气手法与按法取热手法,使针感传至病侧眼底,留针 30 min。球后毫针直刺 1.5 寸,得气后留针 30 min。肝俞毫针斜刺 1.0 寸,得气后不留针。肾俞毫针直刺 1.5 寸,得气后不留针。每日 1 次,治疗累计 20 次为 1 个疗程。

治疗经过:3 个疗程后复查,双眼视力均达到 0.8,视神经盘色泽较前明显改善。自觉症状消失,病告痊愈。后随访视力平稳。足少阳之经别"系目后,合少阳于外",故风池取热,使热感达于眼区,以调和气血,通络明目;球后,为局部用穴,取之以疏通经络,行局部之气血;肝俞、肾俞,滋养肝肾,理气和血,故四穴同用而病愈。

案4 徐某,男,13岁。

主诉:左眼视力逐渐下降8个月。现病史:该患者自述8个月前脸部摔伤后左眼视力逐渐下降,左眼前出现暗影妨碍视力。检查:左眼底视盘色淡,颞侧苍白,边清,黄斑中心凹光放射可见;右眼底正常,视力右眼1.5,左眼0.7~2.0。面色㿠白无华,纳食减少,体瘦,舌淡苔薄白,脉细弱。中医诊断:青盲。西医诊断:视神经萎缩。

处方:风池毫针直刺1.5寸,得气,针尖朝向患眼眼底,使针感由风池沿足太阳膀胱经经前额头顶至上眼睑再至目,继之应用取热手法,使针感传至病侧眼底,留针30 min。球后毫针直刺1.5寸,得气后留针30 min。睛明毫针直刺1.2寸,得气后留针20 min。太阳毫针斜刺1.5寸,得气后留针30 min。肝俞毫针斜刺1.0寸,得气后不留针。肾俞毫针直刺1.5寸,得气后不留针。每日1次,治疗累计20次为1个疗程。

治疗经过:1个疗程后眼前暗影较前变淡和缩小,左眼视力增进为0.9~1.0;2个疗程后,左眼视力增加为1.0,眼前暗影颜色继续变淡,范围很小;3个疗程后视力右眼为1.5,左眼为1.2,症状基本平稳。复查眼底:左眼视盘颞侧色淡,黄斑中心凹光反射可见,周围较粗糙,右眼底正常。

【按】足少阳之经别"系目后,合少阳于外",故风池取热,使热感达于眼区,以调和气血,通络明目;太阳、球后,为局部用穴,取之以疏通经络,行局部之气血;睛明系足太阳之经穴,又是手太阳、足阳明和阴脉、阳脉之会穴,针之有明目通络之用;肝俞、肾俞,滋养肝肾,理气和血,故六穴同用而病愈。

案5 张某,男,40岁。

主诉:双眼视力逐渐减退10年。现病史:该患者自述10年前双眼视力逐渐减退,曾于某医院检查诊断为视神经炎。6个月前因感冒发热后,视力大减,只能勉强看到报纸上的一号打字,且眼易疲劳,看3~4 min即出现头痛,睁不开眼而想睡,又去某医院检查,诊断为视神经萎缩,遂来我院治疗。检查:视力右眼为0.3,左眼为0.4;眼底:视神经盘苍白,生理凹陷及视网膜血管正常。视野双侧中心有绝对性暗点约3°。舌淡苔白,脉缓。中医诊断:青盲。西医诊断:视神经萎缩。

处方:风池毫针直刺1.5寸,得气,针尖朝向患眼眼底,使针感由风池沿足太阳膀胱经经前额头顶至上眼睑再至目,继之应用取热手法,使针感传至病侧眼底,留针30 min。球后毫针直刺1.5寸,得气后留针30 min。睛明毫针直刺1.2寸,得气后针20 min。太阳毫针斜刺1.5寸,得气后留针30 min。每日1次,治疗累计20次为1个疗程。

治疗经过:治疗1个疗程后,视力恢复至右眼为0.6,左眼为0.5;2个疗程后视力恢复到右眼为0.8,左眼为0.7;3个疗程后,症状基本消失。检查:视力右眼为0.9,左眼为0.8;眼底:双视盘大小正常,右颜色正常,左颜色略浅,血管无特殊。

【按】足少阳之经别"系目后,合少阳于外",故风池取热,使热感达到眼区,以祛风通络、疏通经气,使气血充足而明目;太阳、球后,为局部用穴,以祛风清头明目;睛明系足太阳之经穴,又是手太阳、足阳明和阴脉、阳脉之会穴,针之有疏风明目通络之用,故四穴同用而病愈。

案6 姜某,男,40岁。

主诉:双目失明1月余。现病史:该患者自述1年前自觉双目视物不清,视野缩小,时而眼睛胀痛。近2个月来视力明显下降,以致双目失明,曾在某医院眼科诊断为家族性视神经萎缩。检查:双目失明,双眼视盘苍白,边清,视网膜动脉变细。舌淡苔薄白,脉沉细。中医诊断:青盲。西医诊断:视神经萎缩。

处方:风池毫针直刺1.5寸,得气,针尖朝向患眼眼底,使针感由风池沿足太阳膀胱经经前额头顶至上眼睑再至目,继之应用取热手法,使针感传至病侧眼底,留针30 min。球后毫针直刺1.5寸,得气后留针30 min。睛明毫针直刺1.2寸,得气后留针20 min。太阳毫针斜刺1.5寸,得气后留针30 min。肝俞毫针斜刺1.0寸,得气后不留针。肾俞毫针直刺1.5寸,得气后不留针。每日1次,治疗累计20次为1个疗程。

治疗经过:3个疗程后,右眼视力恢复到0.6,左眼视力恢复到0.4,已能正常工作,停诊观察视力,右眼维持在0.5,左眼维持在0.4。

【按】足少阳之经别"系目后,合少阳于外",故风池取热,使热感达于眼区,以调和气血,通络明目;太阳、球后,为局部用穴,取之以疏通经络,行局部之气血;晴明系足太阳之经穴,又是手太阳、足阳明和阴脉、阳脉之会穴,针之有明目通络之用;肝俞、肾俞,滋养肝肾,理气和血,故六穴同用而病愈。

案7 李某,女,45岁。

主诉:双眼视力减退2年,加重1个月。现病史:该患者自述2年前双眼视力减退,于某地治疗1个月,视力好转而出院,然出院2年后,双眼视力逐渐下降,以至行走困难,遂来我院治疗。检查:视力右眼0.1,左眼0.2。眼底:双眼视神经盘边界清,色苍白,黄斑反光不明显。舌淡苔薄白,脉沉细。中医诊断:青盲。西医诊断:视神经萎缩。

处方:风池毫针直刺1.5寸,得气,针尖朝向患眼眼底,使针感由风池沿足太阳膀胱经经前额头顶至上眼睑再至目,继之应用取热手法,使针感传至病侧眼底,留针30 min。球后毫针直刺1.5寸,得气后留针30 min。晴明毫针直刺1.2寸,得气后留针20 min。太阳毫针斜刺1.5寸,得气后留针30 min。肝俞毫针斜刺1.0寸,得气后不留针。肾俞毫针直刺1.5寸,得气后不留针。每日1次,治疗累计20次为1个疗程。

治疗经过:经上治疗2个疗程后,视力明显提高,右眼1.0,左眼0.8,眼底视神经盘缺血性情况明显改善。患者要求停止治疗,随访视力保持良好。

案8 鲍某,男,19岁。

主诉:左眼视力逐渐下降,已4个月。现病史:该患者自述4个月前感左眼雾视,伴有酸胀,5日后视力剧降,即于某医院治疗,右眼视力1.0,左眼视力0.1,诊断为左眼视神经萎缩,遂来我院治疗。检查:右眼视力1.0,左眼视力0.1。眼底:左眼视神经盘边界清,色苍白,黄斑反光不明显。舌红苔薄白,脉细弦。中医诊断:青盲。西医诊断:左眼视神经萎缩。

处方:风池毫针直刺1.5寸,得气,针尖朝向患眼眼底,使针感由风池沿足太阳膀胱经经前额头顶至上眼睑再至目,继之用取热手法,使热感传至病侧眼底,留针30 min。球后毫针直刺1.5寸,得气后留针30 min。晴明毫针直刺1.2寸,得气后留针20 min。肝俞毫针斜刺1.0寸,得气后不留针。肾俞毫针直刺1.5寸,得气后不留针。每日1次,治疗累计20次为1个疗程。

治疗经过:2个疗程后左眼视力0.6。共治疗半年,左眼视力恢复至

1.2,眼底检查：视神经盘色泽转红,黄斑部病灶消除,中心亮点明显可见。

【按】足少阳之经别"系目后,合少阳于外",故风池取热,使热感达于眼区,以治疗眼底之退行性病变;肝俞、肾俞,滋养肝肾,理气和血。《世医得效方·眼科》曰:"小儿青盲,胎中受风,五脏不和,呕吐黄汁,两眼同,视物不明,无治法。"《古今医统·眼科》曰:"此证因酒色太过,内伤肾气,不痛不痒,渐失其明,眼目俱不伤损,有似常人。只因一点肾气不充,故无所见。"古代文献指出,本病"不易治",根据现代临床观察,早期治疗,或可恢复一些视力。待病至晚期,则治难奏效。(《中医针灸传承集粹》)

(七)郑艺钟医案

案 于某,女,39 岁,教师。

初诊(1972 年 10 月 14 日) 主诉:双眼视物昏曚年余,近 2 个月日渐加重。病史:该患者缘于 1 年前无明显诱因双眼视力下降,外观尚好,曾在哈尔滨医科大学医院就诊,确诊为双眼视神经萎缩。药物治疗无卓效,近 2 个月日渐加重,且伴头痛、五心烦热等症而来我院。检查:神清语明,形体消瘦,舌质光华,色绛少津,苔净,脉细弦而涩。眼科检查:视力右 0.3,左 0.2。双眼外观尚好,双眼神经乳头色淡,视网膜动静脉血管较细。诊断:青盲(视神经萎缩)。治疗:健脾补肾,生血柔肝。

取穴:① 组,足三里、间使、球后。② 组,足临泣、外关、攒竹。③ 组,太冲、合谷、睛明。

操作:毫针刺法。以上三组轮流运用,每日 1 次,10 日为 1 个疗程,间休3 日,再转入下 1 个疗程。因本病属虚故手法采用捻转提插补法,得气为准,睛明、球后均按常规操作方法进行。

经针 1 次后,头痛即止;5 次后视力好转;治疗 1 个月后进行视力复查:右 0.9;左 0.8。但午后略感头痛,视物模糊。宗上之法,又继续治疗 1 个月,于 12 月 28 日经眼科复查视力:右 1.2,左 1.2。患者自觉症状消失,病告痊愈。随访 17 年,患者安康(引自《当代中国针灸名家医案》)。

【按】本案为郑艺钟治疗青盲验案之视神经萎缩,属中医"青盲"范畴。患者脾肾素虚,精亏血少,肾水不足以涵养肝木,诚如《内经》所言:"肝,开窍于目。""肝受血而能视。"今精之不充,血不荣睛,故外观端好,惟视力逐渐减退,当诊为青盲。李东垣说:"五脏六腑之精气皆禀受于脾,而上贯于目。"而胃与脾相表里,共为后天之本,气血生化之源,故该病选足阳明胃经足三里为主治穴,证之《马丹阳十二穴歌》概括:"年过三旬后,针灸眼便宽。"举一反三,进而为眼病局部取穴(睛明)与循经取穴(太冲)提供了立论根据。只要按经络藏象学说整体观施治,方能应针而愈。(《古今名医针灸医案赏析》)

(八)钟梅泉医案

案 气血两虚,络脉阻滞型青盲(视神经萎缩)

初诊(1975年4月28日) 徐某,男,12.5岁,学生。

脸部摔伤后,左眼视力逐渐下降已8个月。采用中西药物治疗,视力稍有恢复,近数月来虽然继续治疗而视力未再进步。左眼前出现暗影,妨碍视力。经北京几个医院眼科检查:左眼底视盘色淡,颞侧苍白,边清,黄斑中心凹光反射可见。右眼底正常。诊断为左眼视神经萎缩。检查:视力右眼1.5,左眼0.72。颈椎1及项窝处有条索和压痛,正光穴处有结节及压痛、腰部可摸到泡状软性物。脸色㿠白不华,纳食量少,体瘦。脉细弱,苔薄质淡。证属气血两虚,络脉阻滞,拟以益气补血,活络明目为治。

根据病证,选取后颈部,胸椎5～12两侧,腰部,风池,正光和正光2,内关、百会、心俞、脾俞、阳性物处进治,采用梅花针治疗1个疗程(15次)后,眼前暗影较前变淡和缩小,左眼视力增进为0.9。继治2个疗程后,左眼视力增加为1.0,眼前暗影颜色继续变淡,范围很小。停诊观察4个月后复查,视力右眼为1.5,左眼为1.0,症状平稳。复查眼底:左眼视盘颞侧色淡,黄斑中心凹光反射可见,周围较粗糙,右眼底正常。据证继续采用梅花针治疗1个疗程以巩固调理,视物如常人,无异常现象,胃纳佳,脸色红润。配服中药丸,徐徐图治而停诊。随访观察3年8个月疗效巩固。

【按】 钟梅泉认为应用梅花针治疗本病时发现,患者多在颈椎1～2两侧及项窝处可摸到条索或压痛,正光穴处有结节及压痛,胸椎5～10两侧可摸到条索或压痛,腰部有泡状软性物,小腿内侧三阴交处有压痛。治疗时钟氏辨证论治。对于肝肾阴虚患者治宜滋肾养肝、明目,穴选后颈部、眼区、胸椎1～10两侧、腰部、正光和正光2、太阳、风池、百会、肝俞、肾俞、三阴交、阳性物处。对于气血两亏患者治宜补气补血明目,穴选后颈部、胸椎5～12两侧、腰部、正光和正光 2、风池、内关、大椎、中脘、心俞、脾俞、肾俞、阳性物处。对于肝气郁结患者治宜疏肝解郁、明目，穴选后颈部、腰部、骶部、胸椎 5～10 两侧、风池、正光和正光 2、太阳、肝俞、胆俞、肾俞、百会、阳性物处。操作时采取轻刺激或中等程度刺激。阳性物及阳性反应区采取较重刺激手法。项窝处可重刺放血，每周 1～2 次。实践证明，梅花针对儿童视神经萎缩疗效较成年人患者收效快，效果好。所治患者 12 岁，辨证为气血两虚，络脉阻滞，拟以益气补血，活络明目为治。根据病证选取后颈部、胸椎 5～12 两侧、腰部、风池、正光和正光 2、内关、百会、心俞、脾俞、阳性物处，采用梅花针治疗取效。（《中国梅花针》）

（九）石学敏医案

案 赵某，男，41 岁。

双目视物不清 4 个多月。4 个月前突发视物不清，视力迅速下降，劳累及情绪急躁则甚，查脑 CT 未见异常，现双目仅存光感，视物不清，在强光下，视物可见轮廓，纳可，寐欠安，二便调。神清合作，五官端正，心肺（-），生理反射存在，病理反射未引出。眼底视神经乳头颜色变浅。舌红，苔薄白，脉滑。诊断：青盲。辨证：肝肾阴虚，肝阳上亢。治疗：滋补肝肾，活血明目。

选穴：球后，阳白，攒竹，睛明，四白，百会，风池，太阳，阳陵泉，光明。

操作：球后，沿眶下缘外 1 乃 3 处，眼眶与眼球之间直刺 1.5 寸时可直达视神经，以捻转缓进法进针，其中睛明穴贴眼球侧缘深刺 1.5 寸，不留针，风池，刺向对侧眼眶下缘，阳陵泉深刺 1.5 寸，余穴均捻转浅刺。其中百会、太阳、阳陵泉用补法，风池用泻法，余穴平补平泻，留针 20 min。

1 个疗程治疗后，自觉双眼视物较前明显改善，要求继续治疗，又针刺 1 个疗程后，患者已能从事正常的工作、学习，遂告痊愈。（《国医大师专科专病用方经验·第 2 辑针灸分册》）

（十）谢强医案

案 罗某，男，50 岁，退休。

初诊（2006 年 7 月 2 日） 主诉：双眼视物不清 3 年余。患者曾行脑部肿瘤手术，术后双眼视物不清，曾用弥可保、维生素 B₁₂、血脉通等药物治疗，无明显改善。检查：视力右光感，左 0.05；双眼矫正视力无提高；双眼各方位运动可，双外眼无明显异常；眼底：双侧视盘色苍白，境界尚清，A：V≈1：2，黄斑中心凹光反射不清；视野检查：右眼视野严重缺损，视敏度极差，左眼视野缺损，视敏度降低；VEP 示：双眼振幅降低，P100 潜伏期延长。诊断：双眼青盲（双眼视神经萎缩）。证属气滞血瘀，目络瘀滞。治法：行气活血，化瘀通络。

治疗：① 针刺疗法：采取谢氏通经接气针法，用通经除盲针方加穴治疗，先针刺手少阳三焦经外关，针尖朝上，使针感反应向上，强刺激，泻法，同时告诉患者针感会向上往翳风处行走；再逐一针刺手少阳三焦经天牖、翳风、瘈脉、丝竹空等穴，弱刺激，补法；继后，再针刺睛明、四白、球后、肝俞等腧穴，弱刺激，补法，中途不行针；留针期间，在外关行针 3 次，每次 1 min，以催气导气、接气。留针 20 min。隔日 1 次。② 穴位注射：用复方樟柳碱注射液作太阳穴位注射，隔日 1 次，每次 1 mL。③ 耳穴疗法：用生王不留行籽贴压神门、眼、皮质下、额、肝、脾、肾，每次贴 1 耳，隔日 1 次，交替取双侧耳穴。④ 中药内服：口服化瘀除盲饮，药用三七粉 3 g，桃仁 6 g，红花 6 g，葛根 12 g，黄芪 15 g，谷精草 10 g，夜明砂 6 g，川芎 10 g，熟地 12 g，白芍 6 g。7 剂，每日 1 剂。

医嘱：忌郁怒，调情志；禁辛辣烟酒及发物。

治疗 7 日后复诊，视力有所提高：右 0.1，左 0.5；继续按上述治疗 14 日后，视力继续提高：右 0.25，左 0.8；治疗 28 日后，眼底视盘色淡白，黄斑光反射可见，视力恢复至右 0.25，左 1.0。继后，以耳穴疗法治疗 3 周，以善其后。半年后，随访无复发。（《旴医谢强五官针灸传珍》）

第三节　拔罐疗法

视神经萎缩病因主要是脾肾阳虚；精微不化，目失温养，神光渐失；肝肾两亏或禀赋不足，精血虚少，不得荣目，致目窍萎闭，神光遂没；心荣亏虚，目窍失养，神光衰竭；情志抑郁，肝气不舒，玄府郁闭，致神光不得发越。此外，头眼部外伤，或肿瘤压迫，致脉道瘀阻、玄府闭塞亦可导致青盲。罐疗相关经络穴区，可以帮助眼目及相关经络，祛除瘀滞、化解闭阻、疏通经络、行气活血,控制病情发展,改善局部功能。

一、基本应用

1. **主要穴区** 风池,太冲,光明,太阳。

2. **主穴意义** 风池属足少阳胆经,内通眼络,通络明目;太冲为肝经的原穴,光明为胆经之络穴,原络合用,以疏肝理气、养肝明目;太阳为局部主要穴区,可疏通局部经气。

3. **罐疗方案** 可单次调治,按疗程调治最佳。每日 1 次,每次 30～60 min,10 次为 1 个疗程。综合运用罐疗基本手法。

4. **罐疗程序(常规五步)** 选穴→留罐→点刺发泡→留罐→起罐。

二、辨证应用

1. **辨病归经** 调治本病以肝胆经、肾经、胃经为主。

2. **罐疗方案** 按疗程调治效果最佳。每日 1 次,每次 30～60 min,10 次为 1 个疗程。综合运用罐疗基本手法、技法。

3. **罐疗程序(专业七步)** 辨病归经→辨证取穴→手法运罐→技法布罐→点刺发泡→适度留罐→规范起罐。

4. **随证配穴**

(1)罐疗本病主要穴区。另:肝气郁结加行间、侠溪,以疏肝解郁;气血瘀滞加合谷、膈俞,以行气活血、通络明目;肝肾亏虚加肝俞、肾俞,以加强补益肝肾、养精明目的作用。

(2)罐疗风池、太阳、瞳子髎、神门、合谷、光明、蠡沟。另:肝肾不足加肝俞、太溪、太冲、气海或关元;营血不足加内关、足三里、气海;脾肾不足加脾俞、三阴交;阴虚火旺加太溪;气血瘀滞加膈俞、气海。

三、注意事项

(1)罐疗疏经可控制病情发展,促进康复,提高视力,延缓致盲。

(2)综合运用中医的各类技术和手法,如罐疗、刮痧、按摩针灸等。

(3)起居有常,生活规律。多食用有明目作用的食物。

(4)修炼情志,戒怒戒躁,保持乐观、积极、平和的心态与情绪。

（5）注重和坚持疏理和疏通全身经络，祛除瘀滞闭阻，疏通经络气血，改善内环境，改善局部功能与症状，根本提升人体自净自控、自愈能力。（《全净通疏经罐疗学》）

第四节　刮痧疗法

用刮痧疗法治疗青盲，也需根据临床分型辨证论治。

1. **肝郁气滞型**　刮拭顺序如下。

（1）头部：承泣、睛明、球后。

（2）颈部：风池。

（3）下肢内侧：太冲。

（4）胸部：期门。

（5）上肢外侧：合谷。

（6）上肢内侧：内关。

2. **肝肾两虚型**　刮拭顺序如下。

（1）头部：承泣、睛明、球后、翳明。

（2）颈部：风池。

（3）背部：肝俞、肾俞。

（4）下肢内侧：太冲、太溪、照海、行间。

3. **气血两虚型**　刮拭顺序如下。

（1）头部：承泣、睛明、球后。

（2）背部：心俞、膈俞、脾俞、命门。

（3）下肢外侧：足三里。

（4）上肢内侧：内关、郄门、神门。

（5）下肢内侧：三阴交。（《中医现代刮痧教程》）

青 · 盲

青盲历代名家经验

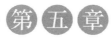

近现代名医医论医话

一、张皆春治疗青盲经验

本病多由视瞻昏渺、暴盲等症，日久失治转变而成。患眼不痛不红，瞳神端好，不大不小，又无障翳气色，但视力甚差，甚至不辨明暗。与西医学的视神经萎缩颇为相似。

1. 病因病机　多因肾精亏损，肝血不足，或脾胃虚弱而成。

2. 临床主征　瞳神正圆，大小相宜，气色如常，和常人无异。初起即现视物昏渺、视物变形，日久失治，渐失光明。亦有骤然失明，虽久治而不得复转者。但细察神光若失，仅至黄仁内缘，或脾光细弱，或兼见偃月障症。

3. 症状分析　房劳过度，肾精亏损。精为脾之宅，精损则神失，故神光不得发越，仅现于黄仁内缘。神光不发，则目不睹物。肝胆相连，胆附于肝，肝血亏虚，胆失所养，胆中精汁不是，故目之神光呈现细弱而失明。脾胃不健，不能生化气血，运化精微，荣养于目，故亦致失明。

4. 治则　肾精亏虚，视物不见，眼内干涩，头晕耳鸣，腰酸遗精，脉细弱者，治宜滋补肾阴。方药：滋肾复明汤。熟地 15 g，枸杞子 9 g，桑椹子 12 g，菟丝子、女贞子、车前子、肉苁蓉各 9 g，青盐少许。方义：方中熟地、桑椹子、女贞子大补肾阴以填精；枸杞子、菟丝子、肉苁蓉阴阳双补以温肾，阴生阳长，神光自足，车前子利水道固肾窍，既防诸药腻膈伤胃，又不伤阴；青盐乌发明目，且能引诸药直达肾经。若见阴虚火旺者，可去菟丝子、枸杞子、肉苁蓉甘温之品，加知母、玄参、牡丹皮育阴清热之剂。

肝血不足，视物不见，头晕目眩，四肢麻木，筋肉挛缩，脉弦细。治宜养肝明目。方药：补肝四物汤（见视瞻昏渺），去龙齿，加墨旱莲 12 g。

脾胃虚弱，症见目失光明，面色萎黄，倦怠嗜卧，四肢无力，食少便溏，脉沉弱。治宜补益脾胃。方药：补中益气汤（见视瞻昏渺）。（《张皆春眼科证治》）

二、刘佛刚治疗小儿青盲经验

小儿皮质盲是小儿脑炎后遗症所造成的一种眼病,表现为患儿双目失明,属"青盲症"的范畴。该病多由热邪伤阴,肝经郁热,毒邪上犯目系,脉络郁滞而成。如治疗及时,可望恢复正常。

如患儿高热后双目不见,早期瞳神展缩正常、眼底无异常,晚期出现视盘颞侧苍白、视神经萎缩,患儿常伴有神志不清、抽风、谵语。治以祛风化痰、行瘀清邪。处方:生地 12 g,当归尾 10 g,金银花 10 g,菊花 10 g,麦冬 10 g,酒黄芩 10 g,桑叶 10 g,地龙 10 g,天竺黄 6 g,钩藤 8 g,川贝母 5 g,玄参 3 g,甘草 3 g。服上药风痰症状减轻,神志清醒,视力恢复。药用:生地 12 g,当归 10 g,赤芍 10 g,麦冬 10 g,酒黄芩 10 g,桑叶 10 g,珍珠母 10 g,银柴胡 10 g,僵蚕 6 g,菊花 6 g,参须 3 g,黄连 3 g,甘草 3 g。如患儿视力光感,上睑下垂,系热久伤阴,毒邪上犯目系及筋结。治宜先育阴潜阳、清解毒邪。药用:蛤粉炒阿胶 10 g,白芍 10 g,桑叶 10 g,菊花 10 g,龟甲 6 g,鳖甲 6 g,生牡蛎 6 g,黄连 3 g,炙甘草 3 g,鸡子黄 1 个(泡服)。再培土育阴、舒筋活络。处方:白术 10 g,白芍 10 g,山药 10 g,葛根 10 g,菊花 10 g,忍冬藤 10 g,枳壳 6 g,钩藤 6 g,鸡血藤 6 g,伸筋草 6 g,炙甘草 3 g。

如患儿肝经郁热,视力日久不恢复,治以疏肝解郁、破瘀清热为主,方用逍遥散加减:白术 10 g,赤芍 10 g,牡丹皮 10 g,黑栀子 10 g,银柴胡 10 g,茯苓 10 g,丹参 6 g,钩藤 6 g,全蝎 2 g,甘草 3 g,忍冬藤藤尖 7 个。

如失明近 1 个月,且未及时治疗,眼底检查出现视神经萎缩者,治宜滋阴降火、清心明目,方用养阴复明汤加味:熟地 12 g,柴胡 10 g,生地 10 g,当归 10 g,酒黄芩 10 g,地骨皮 10 g,天冬 10 g,石决明 10 g,参须 3 g,北五味 3 g,甘草 3 g,黄连 3 g,枳壳 6 g,羚羊角 1 g(磨兑),忍冬藤藤尖 7 个。

如患儿伴神志不清,或四肢动作不灵,听觉不聪,脉象细数,属阴虚络阻窍闭,治宜滋阴濡肝、通窍活络。药用:生地 12 g,龟甲 6 g,鳖甲 6 g,石菖蒲 6 g,莲心 6 g,枳壳 6 g,枸杞子 10 g,麦冬 10 g,石决明 10 g,银柴胡 10 g,知母 10 g,白芍 10 g,北五味子 3 g,甘草 3 g。(《眼科名家临证精华》)

三、刘佛刚治视神经萎缩的临床经验

刘佛刚医师认为,视神经萎缩,是临床上以视力减退,最终失明为特点的疑难眼病。眼底表现为视盘苍白,属中医"青盲"范畴。其病因多由肝肾阴亏,或肝气郁结,或气血双亏引起。

1. 肝肾阴亏 多见视物昏蒙,视力缓慢下降,致视物失明。兼见头晕耳鸣,失眠,睛珠胀痛,口干眼涩,胃纳欠佳,便燥,舌质红,脉细弦或沉弦细弱数。治则:滋阴补肾,护肝养血。方药:养阴复明汤(经验方)。处方:熟地15 g,生地15 g,当归10 g,墨旱莲10 g,酒黄芩10 g,天冬10 g,太子参10 g,柴胡10 g,地骨皮10 g,枳壳10 g,车前子10 g,黄连3 g,甘草3 g。再用益阴肾气方加减:熟地12 g,生地12 g,怀山药12 g,当归10 g,牡丹皮10 g,泽泻10 g,枣皮10 g,茯苓10 g,桑椹10 g,女贞子10 g,石决明10 g,银柴胡10 g,五味子3 g。每日1剂,水煎2次,午饭后1 h及临睡时各服1次。养阴复明汤治疗本病疗效显著,服用过程中必须注意疗效,如服5剂后视力好转,可加服10剂,然后服益阴肾气方15剂左右以巩固疗效。失眠,可加酸枣仁;胃纳欠佳,加山楂、麦芽、神曲;睛珠胀痛,加杭菊花、石斛;大便秘结,加火麻仁;大便稀或外眼红赤者,去熟地。

2. 肝气郁结 多见于儿童患高热病后,突然失明;成人多见于妇女。渐见视物昏雾,且平素情志不遂,忧怒过重,胸胁胀满,气逆,叹息,或月事不调,口苦咽干,舌质红,脉弦或弦细数。治则:疏肝解郁,健脾清热。方药:加味逍遥散。处方:白术10 g,生地10 g,当归10 g,赤芍10 g,柴胡10 g,牡丹皮10 g,黑栀子10 g,茯苓10 g,车前子10 g,郁金10 g,酒黄芩10 g,石决明10 g,荆芥炭6 g,甘草3 g。水煎服。后治宜:滋阴降火,清心明目。方药:养阴复明汤,加石决明10 g、五味子3 g。本证必须注意儿童与妇女有别,用药不同,以便巩固疗效。儿童病由热邪伤犯正气,致精神倦怠,视力疲劳,故在症状缓解、视力增加时,必须补气通窍,扶正清其余邪。方用益气聪耳汤加枸杞子、石决明、谷精草。而妇女多由肝气郁结,气郁化火,肝火上逆侵犯视神经而发病,多气血受损,故在症状缓解阶段,宜调和营卫,滋养气血。方用四物汤加枸杞子、杭菊花、香附;若月事不正常,经来或前或后,或腹中疼痛,可服胶艾四物汤加香附。

3. 气血双亏 患者始觉视物朦胧,睛珠隐胀,瞳孔稍散大,或外眼未见异常。兼见面色㿠白,心悸怔忡,气短懒言,精神疲倦,四肢无力,或自汗,头晕目眩。舌淡苔薄,脉虚数或沉细。治宜:先行气和血。方药:生四物汤加味。处方：生地 12 g，当归 10 g，白芍 10 g，茯苓 10 g，黑栀子 10 g，牡丹皮 10 g，蔓荆子 10 g，石决明 10 g，墨旱莲 10 g，柴胡 10 g，香附 10 g，川芎 6 g，郁金 6 g，五味子 3 g，甘草 3 g。水煎服。其后再用补中益气汤加味或八珍汤加味，以益气养血安神。补中益气汤加味方：黄芪 12 g，何首乌 12 g，白术 10 g，当归 10 g，党参 10 g，枸杞子 10 g，白芍 10 g，柴胡 10 g，升麻 5 g，沉香 1 g，陈皮 3 g，甘草 3 g。水煎服。八珍汤加味方：人参须 3 g，甘草 3 g，黄芪 12 g，熟地 10 g，当归 10 g，白术 10 g，茯苓 10 g，白芍 10 g，枸杞子 10 g，酸枣 10 g，川芎 6 g，沉香 1 g。水煎服。

如出现视力增加缓慢，舌质红，口干舌苦，可先服养阴复明汤，再服补气养血方。宜随证施治。在治疗过程中，应该抓住三个环节：一着眼全身症状，审因审证论治。视神经萎缩临床常见的病因多为感染、营养不良、眼部外伤、药物中毒、颅内肿瘤、他病继发等，以致脏腑经络失调，气血失和而引起。因"五脏六腑之精皆上注于目"，五脏六腑之失调，必然影响视物辨色功能，故脏腑功能失调是为主因。根据"有诸内者，必形诸外"的规律，除视力、视觉、视野、眼底改变等眼局部症状外，多兼见全身症状。因此，须着眼全身症状，同时结合患者的体质、饮食、起居、生活环境、气候、季节等多方面的情况，进行归纳分析，明察脏腑之虚实，从而审证求因，审因论治。二察瞳神形态，辨证之转变。视神经萎缩患者，临床上可见眼部黑睛透明，瞳神无损，或见瞳神稍大，或瞳神展缩不灵。《审视瑶函》云："真精者，乃先后二天元气所化的精气，起于肾，次施于胆，而后及乎瞳神也。"阐明瞳神之展缩，取决于精气的盛衰，精气聚则瞳神缩，精气散则瞳神展。又《医学纲目》云："阴主敛，阴虚不敛，则瞳子散大。"肝气郁结型可因时间和条件的不同，向着其他方面转变。如肝郁日久，多化火伤阴，此时多见瞳神稍大，或瞳神展缩不灵，视力逐渐下降，以致失明。在全身则出现阴虚火旺或阴虚血热之证。如果全身症状不甚明显时，可借瞳神的变化来衡量阴伤的程度，作为证型变换的分界。在用药上，则应该在疏通肝气的基础上，着重养阴清热。三以补肝肾为要务，复调气血健脾胃。视神经萎缩是眼科疑难病之一，医家虽立法各异，但每多从肝肾入手。《经》云："肝开窍于目，肝受血而能视。"肝血亏虚，肾精不足，致气血不能上升，脏腑失其条达，经络阻滞，通光之脉道闭塞，五脏六腑之精气不能濡目，因之青盲随发，故治疗当以补肝肾为要务。然百病之生，多发于气血，气血盛衰,是一切眼病的主要病理变化,也是眼病转归和康复的关键所在。但气血耗伤之补,需遵"气以通为补,血以和为补"之原则,调畅气血,使营卫通达,血气和平,清升浊降,精营上濡于目,则目视正常。妇人病此者,尤需注重治血。在治疗过程中,必须重视调补脾胃,因脾胃为后天之本,生化之源,五脏六腑之精气皆赖脾运而上输于目,中气健旺则气血充盛,升降有序,脏腑和谐,方有利于眼病的康复。但在审证用药时,需注意肝、脾、肾三者的平衡谐调,不可有偏。(《中医治疗视神经萎缩》)

四、张子述运用调血法治疗眼病经验

1. 小儿青盲,养血定志通窍 小儿患眼,外观端好,瞳子黑白分明,无障翳气色,唯觉视物不清,甚至不辨人物。不分明暗者,即小儿青盲,相当于西医学之小儿视神经萎缩、皮质盲、弱视等病。张子述认为本病的主要病因或因先天不足,或由后天热病伤津而致阴血亏乏、神气怯弱,眼窍滞涩、目失涵养,以致神光耗散。治宜滋养阴血,定志通窍。方用远蒲四物汤(即四物汤加远志、石菖蒲)。若因先天不足所致者,酌加菟丝子、楮实子、枸杞、肉苁蓉、杜仲等补肾固本;若因后天热病伤津而致者,加天冬、麦冬、石斛、天花粉等滋养阴液;若兼脾虚气弱者,合用补中益气汤补气升阳。

2. 震惊内障,祛风活血益损 震惊内障,西医学称为外伤性白内障。张子述认为本病因头部或眼部遭受剧烈震击,神水受伤,精珠失养变,混浊而成。为物所伤,情况复杂,归结有二:一是有伤必有瘀,血损不养目;二是皮毛肉腠受损,邪风袭之。一旦病成,治疗关键在于祛风活血益损。早期用除风益损汤(生地、当归、白芍、川芎、藁本、前胡、防风),或四物汤加防风、羌活、密蒙花、白蒺藜等祛风退翳之品;后期用杞菊四物汤(即四物汤加枸杞、菊花),或用固本还睛丸(生地、熟地、人参、麦冬、五味子、石斛、山药、茯苓、菊花、防风、川芎、枳壳、牛膝、甘草、菟丝子、杏仁、白蒺藜、青葙子、车前子)。

3. 眼底出血,止血活血养血 眼底出血,见于西医学之视网膜静脉周围炎、视网膜静脉阻塞及高血压眼底、动脉硬化等病变。本病可由火热、气逆、气虚、瘀阻等原因所致。但最突出的是火与瘀。目窍至高,火性炎上,火灼目络,迫血妄行,可致出血;或脉络瘀阻,血不循经而外溢。因此张子述主张审因论治,分期用药。出血初期,量多色红,急宜凉血止血,佐以化瘀,药用生地、当归、赤芍、丹参、牡丹皮、侧柏叶、栀子、黄连、灯心草；中期出血停止，血色变暗，治宜活血化瘀，佐以养血，四物汤加三七、丹参、茺蔚子、茜草等活血之品；后期出血开始吸收，治宜滋养阴血，佐以通络，杞菊四物汤加丹参、青皮、丝瓜络。

4. 高风雀目，补肝益肾活血　高风雀目是以夜盲和视野缩窄、视力减退，终致失明为特征的眼病，相当于西医学之视网膜色素变性。本病多因先天禀赋不足、肝肾亏虚、目络滞涩、目失濡养所致，治宜补益肝肾、活血通络，药用生地、熟地、当归、枸杞、菟丝子、五味子、茺蔚子、青葙子、夜明砂等，或用杨氏还少丹(熟地、山茱萸、枸杞、楮实子、肉苁蓉、巴戟天、远志、石菖蒲、五味子、杜仲、小茴香、茯苓、大枣)酌加丹参、夜明砂等活血之品。

5. 聚星障症，清肝养血退翳　聚星障症为黑睛上猝起细颗星翳，色灰白，或聚或散，日久互相连缀，排列成树枝状，常伴有抱轮红赤、怕热羞明、流泪疼痛，相当于西医学之病毒性角膜炎。本病多因素体肝旺，外感风热，内外之邪相搏，上攻黑睛所致。由于黑睛属肝，肝为风木之脏，体阴而用阳，张子述不主张用苦寒清泻，恐攻伐伤肝，导致寒凝翳定，日久难散，而喜用清散退邪与养血退翳之法。一般早期用柴苓四物汤(生地、赤芍、当归、川芎、柴胡、黄芩)、羌活、防风、栀子、连翘、青葙子、木贼草、菊花等祛风清热退翳之品。待热清邪退，则以养血退翳为主，佐以调肝宣散之剂，四物汤加青葙子、草决明、密蒙花、谷精草、蝉蜕、石决明、青皮等。(《中医眼科全书——眼科临证精华》)

五、姚芳蔚谈视神经萎缩的证治

视神经萎缩为眼科重症，它的发生与发展，最后必然导致失明，而其治疗仍缺乏有效方药，因而归属不治之症。近年来，采取中医治疗有较多报道，对某些原因或疾病引起的，已由不治转化为可治，是说明中医治疗的优越性。但由于本症病情严重，要获得高效，仍有一定困难，如何积极研究，是为当务之急。

姚芳蔚认为本症之所以难治，是因为它的原因复杂，很多病因不明，即使明了，亦难得到有效控制。最后致使神经纤维丧失功能，难以复活，所以给治疗带来困难。为此，对本症治疗，务必越早越好，早治有可能使尚未死亡的纤维不再发退变萎缩，为了达到这个目的，必须掌握整体观，从体征及眼征的表现中，探讨可能发生的病因并进行根本治疗。但是很多病例缺乏体征，这就更需重视可能发生的诱因与各种检验，而作为治疗用药的参考。姚芳蔚认为，视神经在中医称为目系，通于脑，又与心、肝、肾三经直接或间接相连。它由气血营养，主要是通过脾而获得，所以本症脏腑辨证，多从以上脏器着眼，同时，本症在中医称"青盲"。《审视瑶函》提起："青盲一症是因玄府幽深之源郁遏不能发此灵明矣。"《医学纲目》提到："益目之气，血盛则玄府得通行，出入升降而明，虚则玄府不能出入升降而昏。"提示眼内脉络瘀阻，玄府郁闭也应视为本症主要病机而予对症治疗。

姚芳蔚根据临床所见，对本症早期，由于由球内与球后视神经炎引起，多以肝郁辨证，而予疏肝解郁法；对由外伤引起，多以气血瘀滞辨证，而予理气活血法；对由急、慢性中毒引起，认为内中积毒，治以解毒活血法；对由高眼压引起，多以脾湿辨证，予健脾利水法；对视网膜动脉阻塞引起，多以气虚络阻辨证，而予益气通络；对肿瘤压迫引起，建议手术，术后多见气阴二虚体征，而予益气养阴法；对缺血性视神经病变，视网膜色素变性引起，认为与局部血供障碍有关，治以补虚通络。从体征中探求何脏之虚而予以补益，至于本症后期，根据久病必虚的理论，皆以培本补虚为治则，针对气、血、阴、阳为虚损及其轻重而予恰当的方药。姚芳蔚指出，本症治疗用药，必须结合"脉络瘀阻，玄府郁闭"的病机而佐以理气活血、开窍通络的药物，他惯用川芎、丹参、红花、桃仁、葛根、白芷、石菖蒲等药，认为在补益药中加2～3味这些药物，可以增强血行，促进细胞活力，兴奋神经，而达到事半功倍之效。在以上药物中，姚芳蔚非常重视开窍药的应用，认为它具有兴奋中枢神经的作用，开窍中药种类较少，常用的如冰片、麝香等，辛香走窜，能迅速通过血-脑脊液屏障，并在中枢各部位有较多的蓄积量和较长的蓄积时间，所以能直接发挥作用。但开窍药药性偏于走窜发散，易泄元气，不宜多用久服，因而采取内治法，有一定困难。故改为外治法，选用具有通窍开闭、益气活血作用的名贵中药如人参、麝香等制成注射液做球后穴位注射，通过反复实验，并用于临床，竟然获得显著疗效。经观察，本法对视神经炎引起本症效果最佳，一般在用药10次内，视力可望提高，连续多次使用，无不良反应与副作用，但因药源非常紧张，同时价格昂贵，制作过程也有难度，普遍推广显得困难。

治疗方法如下：中药与球后穴位注射同时进行。中药根据体征，结合病因、病种、病程进行辨证施治，分以下几型：① 肝郁气滞型。本症早期，发生于视神经炎后，舌质红或淡红，脉细弦，多伴头胀，或半边痛、口苦咽干等体征，治宜疏肝解郁，方用丹栀逍遥散加减。② 气滞血瘀型。本症早期发生于脑外伤后，舌红，脉涩，或伴头胀疼痛，治宜理气活血，方用桃红四物汤加减。③ 肝肾阴虚型。本症中、后期伴舌红脉细，或伴头晕耳鸣、腰酸等体征，治宜壮水涵木，方用六味地黄汤加减。④ 气血两亏型。本症早期由缺血性视神经病变后遗，以及其他原因引起的中、后期，舌淡脉细，或伴头晕心悸、面色㿠白等体征。治宜益气养血，八珍汤加减主之。穴位注射为益气通窍活血注射液做球后穴位注射，每周隔日 1 次，每次 0.5 mL。（《眼科病证妙谛》）

六、庞赞襄谈视神经萎缩的辨证治疗

视神经萎缩类似中医眼科学的"视瞻昏渺"和"青盲"，其病因复杂，病程缠绵，疗程较长，疗效欠佳，探讨治疗该病的有效方药是眼科工作者的重要课题。庞赞襄从医五十余载，擅长用中医药疗法治疗视神经萎缩（包括球后视神经炎、视盘炎、视神经前段缺血性视盘病变及小儿高热后视神经萎缩），并取得效果，现将经验介绍如下。

1. **病因病机** 《中医眼科临床实践》一书中载有"本病多由肝肾阴虚，或肝郁损气，或肝郁少津，或心脾两虚，或肝经郁热引起"。在临床实践中，肝经郁热、心脾两虚、肾虚肝郁常是导致视神经萎缩的主要原因。

（1）肝经郁热：本病初起多为肝经郁热，热邪亢盛；或延误治疗，热邪未及时控制，肝郁未解；或平素体盛，内有郁热，肝火旺盛，加之郁怒，久郁生热，热邪上炎，侵及目系。

（2）肝经郁热致络阻：热郁阻络，玄府郁闭，脉络不通；或肝郁气滞，气机失畅，升降之机阻滞，肝郁热邪深入目系导致此病。

（3）肝经郁热致损气伤血：郁邪致病，初伤气分而久延血分，故肝郁日久，久郁热邪易于损伤气血，气血受损，目失濡养而发病。尤其肝之为病，易于犯脾，脾失运化之职，湿邪阻滞脉络，肝郁脾虚，生化无力，以致郁热损伤气血。

（4）肝经郁热致灼津耗液，肝郁日久，郁热内结，热邪不解，热邪最易耗伤津液,导致肝郁少津,气阴两虚,津液亏损。或热病之后邪热未尽,郁结脉络,灼烁津液,使阴精不足,目失濡养,以致本病。

（5）心脾两虚致气血亏损,目得血而能视,气为血之帅,血为气之母,气附于血,血随气行,气主煦之,血主濡之。久思伤及心脾,心神过劳,心阴暗耗,致心脾两虚,血脉不充,心失所养,心脾虚则气血亏损,目系失养而致失明。

（6）肾虚肝郁致目失精养：肾藏精,精生髓,髓通于脑,目系通于脑,为精血所养,目系属肾,需赖肾精的濡养,其充实则目光有神;如果肝郁日久,久郁致虚,郁久伤肾、肾精亏损,加之郁怒或心情不舒,以致肝气郁结、肾阴亏损,导致肾虚肝郁,玄府郁闭,津液短少,阻遏神光,则生此病。

2. 证治方药

（1）肝经郁热型：多见于小儿热病后,热退双目失明,或成人素体肝气旺盛,烦躁易怒,纳可便润,舌质淡红苔薄白,脉细数。治宜疏肝解郁、健脾通络。方药用逍遥散加减：当归、白芍、茯苓、白术各 10 g,银柴胡 5 g,升麻、五味子、甘草各 3 g,水煎服。

（2）肝郁损气型：病程缠绵,素体气虚,周身乏力,不欲睁眼,易感寒热,纳可,口不干,便润、舌苔薄白,脉和缓或弦细。治宜益气疏肝、滋阴养血。方药用补气疏肝益阴汤：党参、黄芪、茯苓、当归、山药、枸杞子、菟丝子、石斛各 10 g,丹参、银柴胡各 6 g,赤芍、五味子各 5 g,升麻、陈皮、甘草各 3 g,水煎服。

（3）肝郁少津型：多见有情志不舒,口渴欲饮,胸胁满闷,饮食减少,舌红无蓄,脉弦数。治宜疏肝解郁、破瘀生津。方药用疏肝解郁生津汤：当归、赤芍、茯苓、白术、丹参、白芍、银柴胡、麦冬、天冬各 10 g,生地、五味子各 6 g,陈皮、甘草各 3 g,水煎服。

（4）心脾两虚型：多见头晕目眩,心悸怔忡,短气懒言,面色黄自,体倦无力,胃纳减少,舌润无苔,脉缓细。治宜健脾益气、养血安神。方用归脾汤加减：党参、黄芪、白术、当归、茯神、女贞子、熟地、远志、炒酸枣仁各 10 g,升麻、银柴胡、甘草、木香各 3 g,水煎服。

（5）肾虚肝郁型：多见头晕耳鸣,逆气上冲,胃纳减少,口干,便润,舌苔薄白或无苔,脉弦细尺弱或沉弦数。治宜滋阴益肾、疏肝解郁。方药用疏肝解郁益阴汤：当归、白芍、茯苓、白术、丹参、赤芍、银柴胡、熟地、山药、枸杞子、焦曲、磁石、栀子各 10 g,升麻、五味子、甘草各 3 g。水煎服。

3. **施治要点** 视神经萎缩的发生与郁热有关,在初期邪郁程度较轻,热邪较重,初起多为热邪亢盛,热重于郁,热郁持久侵及目系,造成神光涣散,目系功能丧失。久病易郁,后期郁重于热,或郁热并重,郁结之热邪深入目系,以致脉络不通,玄府郁闭,精光之道受损。久郁易于损伤气血,目得血而能视,气脱者目不明。热邪郁结造成气血失源,目失所养,其病难治。久郁热邪灼津耗液,津液亏损,目失阴精涵养而导致盲。

此外,还有肝、脾、肾的功能失调,脏腑气血的偏盛偏衰。因为肝郁易郁,如果郁热留滞肝经,肝气郁结易生热邪,郁热灼耗津液,以致肝肾阴虚。脾主运化,为气血生化之源,肝郁日久累及于脾,脾虚失运;久病欲思复明,久思郁结伤及心脾,以致心脾两虚;肾阴不足,肝经郁热,可致肝郁肾虚。总之,本病涉及诸脏腑,变化多端。临床辨证要分清郁结热邪、阴阳虚实,更应重视机体状况和内因变化。另外,还有些患者全身无证可兼,唯眼失明,并非素体亏虚,只是脏腑气血失调,不能理解为脏腑气血亏损,辨证应以眼局部为主。

综上所述,视神经萎缩在临床上分为实证和虚证,多因郁热致病,实证多为郁致滞,虚证多为郁致虚。因本病多郁,临床治疗应注意以下几点:① 善治目病者,宜先解郁,若郁结不解,脉络不通,郁热不除,玄府郁闭,气血何以上下流通? 目何以得养? 郁结清散,脉络通畅,目得所养,则目明矣。诚如《医学纲目·通治眼病》所云:"故先贤治目昏花……解肝中诸郁,盖肝主目,肝中郁解则目之元府通利而明矣。"故治疗本病多从郁热论治,从肝入手。首施常用疏肝解郁、健脾清热之法,多用清解郁热、散结导滞之品,而后攻补兼施或气血双补;勿用燥热敛涩呆补之剂,勿投苦寒峻下之品,多用丹栀逍遥散加减。治疗本病应以疏肝为主,充分调理脏腑功能;绝不能忽视清除郁热的重要性,因为在视神经萎缩的早期治疗不当有可能郁热残留,热邪潜伏,由于脏腑功能失调,郁热尚可继续内生,祛之不尽又复燃。故治疗本病注意扶正之剂每多甘温,补益之品勿投过早,以防甘温内留而助郁热。② 视神经萎缩病久易虚,视力及视野长期无改善,全身又表现为正气虚弱,多为气血不足,心脾两虚,肾虚肝郁,肝肾阴虚,青年人以气阴两虚多见。此外,过度思虑,心情不佳,长期失眠饮酒或月经不调等,都是影响视功能恢复的主要因素。本病开始为肝经郁热之邪损伤正气,造成因病致虚,逐渐形成脏腑气血功能失调和功能减弱,以致正不抗邪,招致郁热内侵,造成因虚致病。肝肾之阴相互资生,相互耗损,久郁致虚,故治疗宜补益肝肾,多用大养肝阴之品。③ 纵观眼科诸家论著,主张内障眼病大补者多,这与内障多虚论有关。但视神经萎缩不辨虚实,概以虚论,以补治之,当然有纯补之弊。故《审视瑶函·内外二障论》云:"目一昏花,愈生郁闷,故云久病生郁,久郁生病。今之治者,不达此理,俱执一偏之论,唯言肝肾之虚,止以补肝补肾之剂投之,其肝胆脉道之邪气一得其补,愈补愈蔽,至目日昏,药之无效,良由通光脉道之瘀塞耳……由此推之,因知肝肾无邪则目决不病。专是科者,必究其肝肾果无邪而虚耶,则以补剂投之。倘正气虚而邪气有余,必先驱其邪气,而后补其正气,斯无助邪害正之弊,则内障虽云难治,亦可以少尽病情矣。"故治疗本病既不能单纯补益,又须注意疏肝解郁,二者相辅相成,不可偏废。勿违虚虚实实之诫,治前宜当详审,治宜标本兼顾,莫执一偏之论为妙。本病有瘀当先祛瘀,瘀去新生,再行补法,否则瘀不去,新不生,虚无以补。(《眼科名家临证精华》)

七、韦玉英治疗视神经萎缩经验

韦玉英认为,眼底病中医归属内障眼病,病情复杂,反复难愈。韦玉英在继承父辈治疗眼底病优秀医学遗产基础上,结合自己近 60 年的临床实践,不断探索,逐步形成了一整套行之有效的眼底病治疗方法,即"强调补虚兼通"。韦玉英治疗眼底病除视网膜或玻璃体积血初期,针对出血病因以止血为主外,其余病症多数以补益药加理气活血药为基本组方形式,临证中再根据不同兼症适加平肝、凉血、利湿、清热、解毒、开窍、软坚之品。韦玉英治疗眼底病用药重补兼通:补,强调健脾益肾;通,突出疏肝活血。而在具体运用中补通又有侧重,补虚根据情况健脾益肾而有所偏,但通却贯彻始终。韦玉英认为肝以通为补,宜畅不宜郁,通即是补,补即需通,补以通为前提,而血以活为用,宜行不宜阻,气畅血行,才能补有所图。视神经疾患属临床疑难内障眼病,韦玉英认为肝开窍于目,视神经疾患多由于肝郁气滞所致,尤其是病程缠绵经久不愈者,其气血必郁必虚,而久病入络又可致瘀,病症更加顽固难愈,属沉疴痼疾非活不可之列。因此韦玉英主张各型各期视神经疾患条达肝气,通利玄府之药不可或缺。如柴胡为肝经要药,明目活血畅达肝气必用之。临床配伍根据所需以柴胡加香附、郁金疏肝解郁;加川芎、当归疏肝活血;加熟地、白芍疏肝养血；加白术、茯苓疏肝健脾；加枳壳、陈皮疏肝理气；加牡丹皮、栀子疏肝清热；加夏枯草、连翘疏肝散结；加决明子、女贞子疏肝明目。应用之广，始终不离"疏肝"二字。韦玉英认为视神经疾患，疏肝应为常法，尤其是由肝郁所致者，应尽早畅达肝气，可以有效缩短病程。

肝气瘀滞，玄府阻塞见目视不明，情志不舒，头晕目胀，口苦胁痛，舌红，脉弦。治则：清肝凉血，疏肝解郁。方药：丹栀逍遥散加减。处方：柴胡10 g，当归10 g，白芍10 g，茯苓10 g，白术10 g，甘草3 g，薄荷10 g，牡丹皮10 g，栀子10 g，夏枯草15 g，连翘10 g。水煎服。

重在健脾益肾，视网膜病变属中医眼科学五轮中水轮疾患，其主在肾。韦玉英通过大量临床观察发现视网膜病变以既往久治不愈或病程较长的慢性退行性病变居多。病初虽有肝经实火、湿热蕴结、气滞血瘀等实证表现，但病久或病情反复，则总以虚证多见。对于补虚韦玉英认为，脾肾为后天先天之本，脾健肾强，气血自旺，健脾益肾乃补之关键，所以韦玉英强调健脾益肾在治疗视网膜病变中的突出地位。如临床上常见的视网膜脱离术后或全视网膜光凝术后眼底退行性病变引发的视力低下、视神经萎缩等，韦玉英常用益气聪明汤（党参10 g，黄芪10 g，蔓荆子10 g，黄柏10 g，白芍10 g，甘草10 g，升麻10 g，葛根10 g。水煎服）补脾益气，滋肾明目，每获良效。韦玉英开展中医药治疗视网膜色素变性的临床研究课题，经过多年临床实践，反复摸索，筛选出夜视复明汤（党参10 g，黄芪10 g，升麻10 g，葛根10 g，白芍10 g，柴胡10 g，鸡血藤10 g，菟丝子10 g，覆盆子10 g，紫河车10 g，夜明砂10 g，石决明10 g。水煎服）治疗阳虚型视网膜色素变性，取得满意疗效。（《中医治疗视神经萎缩》）

八、韦玉英谈温热病后小儿青盲重治肝

中医所谓小儿青盲可包括西医眼科的儿童视神经萎缩及小儿皮质盲等。早在隋代《诸病源候论·小儿杂病目盲候》中就有"眼无翳障而不见物，谓之盲"的记载。此后历代论及小儿青盲的病因病机，不外肝经风热、脏腑虚弱、血气俱虚等诸方面。《眼科金镜》认为小儿青盲因"疹后余热未尽，得是病者不少"，并诫应"速速急治，缓则经络郁久，不能治疗"。古人的论述结合笔者数十年治疗、观察各类儿童视神经萎缩的实践经验，尤其在继承先父韦文

贵擅长用逍遥散验方治疗急性热病、传染病后所致视神经病变的基础上,认为温热病后小儿青盲的病位主要在肝,病机重肝,治疗先肝。根据小儿发病特点、病程长短、具体病情及眼科检查,将本病分三期(早、中、晚)四类(证型)六方进行施治。

1. **早期肝经风热,标本并治** 急性温热病后风热未解,热邪偏盛,扰动肝风,风热相助,热闭玄府,清窍闭塞,目系失养而致青盲。临床特点是病史明确,病程短,病情急重,兼症多,除双眼失明、瞳神散大、目多偏视外,兼见项强口噤、抽搐痉厥等全身症状。《素问·至真要大论篇》曰:"诸风掉眩,皆属于肝。""诸暴强直,皆属于风。"笔者认为肝风属于内风,外邪引动内风原因很多,众多医家多侧重肝本身的病变和五脏生克乘侮关系的失调,致使经络受阻、气血不通、筋骨失养的病机理论,故本型治疗关键是抓住肝风和引发肝风病机这一主要矛盾。肝气郁潜,郁久化热,可致阳升风动;肝肾阴虚,水不涵木,虚阳上扰可使虚风内动;而本型热极生风或余热动风为矛盾的主要方面。根据热解风自灭的中医理论,治疗应清余热、平肝风,热邪尽、肝风平则脏腑阴阳平衡,玄府通利,目得濡养而司光明。笔者以清热解毒、平肝息风立法,用自制钩藤息风饮方专攻此型,只要投药及时,疗效很好。

案 杨某,女,3岁半。流行性脑脊髓膜炎高热后抽风昏迷 26 日,双眼失明 1 个月。初诊睑废遮瞳,目偏视,眼珠转动失灵,神烦瞳散、四肢颤抖,脉弦数,指纹青紫透现气关,舌质绛。眼底视盘色泽苍白,动脉细。诊为肝经风热型,用钩藤息风饮加减:金银花 9 g,连翘 6 g,白僵蚕 9 g,全蝎 3 g,钩藤 5 g,地龙 3 g,薄荷 3 g,葛根 6 g,防风 3 g,黄芩 3 g。每日水煎服 1 剂,并服《局方》至宝丹每日 3 g。连服 14 剂后症状悉减,能见室外人和车。仍守原方化裁,去黄芩、薄荷,加牛膝 3 g,桑寄生、伸筋草各 6 g。以补肝肾、健筋骨、通经脉。续服 14 剂,并服紫雪丹每日 3 g。药后视力恢复正常,1 尺远自取 1 mm×1 mm 彩色棉团,眼球转动自如,唯下肢活动欠灵。仅以原方服 14 剂,巩固疗效。

本型如有低热、寒热往来,属邪在少阳,治宜清透少阳、和解表里为主,方用小柴胡汤加全蝎、僵蚕、钩藤等息风定惊之品。

2. **中期血虚肝郁,攻补兼施** 病程稍久,上述症状缓解,仍见烦躁不宁、手足颤抖、瞳散目昏、脉弦细、舌质红,这是病情已转为血虚肝郁型,临床最为常见。多因治疗失当或不及时，余邪未尽，热留经络，玄府郁闭，气机受阻，脏腑精华不能上升荣目所致。目为肝窍，玄府是联系肝与二目的门户，务使玄府通利是复明的关键，故以丹栀逍遥散为基本方，去其生姜之辛散，加菊花、石菖蒲等，组成明目逍遥汤，全方宗旨是解肝郁、畅玄府、清余热、补气血。因本型虚实互见或有偏重，故方中可加枸杞子、女贞子养肝补肾明目。瞳神散大者白芍重用，另加五味子、山茱萸收敛补阴，或加灵磁石镇肝缩瞳。表邪已解，低热消退，可去薄荷。药后便溏去栀子，加党参、炒白术健脾补中。笔者曾总结报道以明目逍遥汤为主治疗血虚肝郁型儿童视神经萎缩 70 例 136 只眼，有效率达 92.65％。

案 张某，男，3 岁。流行性脑脊髓膜炎后双目失明 3 个半月。瞳神散大，对光反应消失，眼底视盘色淡白。经辨证属血虚肝郁型，服用验方明目逍通汤 20 剂后视力正常，患儿能捡取比芝麻还小的东西及看到空中小飞虫，瞳孔恢复正常。又如 1 例肺炎合并脑炎后双眼无光感 3 个月者，但瞳孔对光反应灵敏，眼底正常。诊断为小儿皮质盲，证属血虚肝郁理，兼有肝肾阴亏，以丹栀逍遥散化裁治疗，最终视力恢复。

3. 晚期邪退重补，脾肾当先参 病程迁延日久，视力仍差，又出现眼睑无力、睛珠隐痛、头痛绵绵、脉沉细等症。此为木郁土壅病犯脾，运化失职；或后天养护失调，过服寒凉、重镇之药而伤及脾胃，造成脾虚气弱、中气不足。常用补中益气汤为主益气升阳、调补脾气；若伴双耳失聪，则以益气聪明汤为主。当病久视力不增，双眼干涩，虚烦少寐，腰膝酸软，舌红少津，脉细数，多属肝肾阴亏、精血不足，可用明目地黄汤或四物五子汤补养肝肾，并适当加理气活血之品。

案 朱某，男，6 岁。结核性脑膜炎后视力丧失 5 个月余。双眼视力眼前手动，瞳孔对光反应迟缓，眼底双视盘鼻侧淡，颞侧苍白。先以逍遥散验方和柴芩参术汤加减交替服用月余无效。细辨患儿全身情况，见神疲乏力，面色萎黄，少言懒动，纳少便溏，舌淡脉细弱。遂以补中益气汤化裁组方，另服杞菊地黄液及西药肌苷口服液。先后用药 4 月余，视力提高至右眼 0.4，左眼 0.3，身体较前健康，纳香，二便正常。

总之，温热病后小儿青盲以治肝为重，疏发风热为主，病属正盛邪实，应标本合攻而清热平肝。病程迁延者多属肝郁血虚，虚实并存，治以通补兼施而疏肝养血。久则脾虚肝弱，正虚为本，治以健脾补肾，健脾勿忘理气，补肾自可养肝，土肥木旺，母实子壮，精血泉源不竭，则目有所养。而玄府通利可使升降出入之气畅通不滞，邪有出路；濡养脏腑之精血输布有序，补有所入。故强调本病各期注重畅肝达窍，开通玄府应贯彻始终。

还应特别提出，小儿青盲由温热病所致者固然多，其他各种病因引发者也不少，如先天和遗传性眼病、颅内占位性病变神经系统其他病变，故本病审因务细，隐患务除，方可辨证论治、不误病情。即使有明确高热病史者，也应常规进行包括神经系统在内的各项检查。只有审因辨病明确，才能不误病情，更是确保本病治疗有效的首要前提。(《中医眼科全书——眼科临证精华》)

九、唐由之治疗视神经萎缩经验

视神经萎缩是眼科较为棘手的疾病，可以由缺血、外伤、炎症、脑部肿瘤等多种疾病引起，目前尚没有较好的方法可以治疗。唐由之在深入理解和运用阴阳理论的基础上，采用补肾明目、益气活血通络等方法治疗本病，收到了较好的效果，现介绍如下。

1. 补肾明目，先别阴阳 唐由之认为，视神经萎缩属于内障眼病，在"五轮"属水轮，为瞳神疾病，和肾脏关系密切。在解剖上，视神经是中枢神经系统的一部分，可分为球内段、眶内段、管内段和颅内段。来自颅内的软脑膜、蛛网膜和硬脑膜延续包绕着视神经前鞘膜至眼球后，鞘膜间隙与相应的颅内间相通，其中蛛网膜下腔亦充满着脑脊液。古人对此也有了粗浅的认识，《灵枢·大惑论》中记载："裹撷筋骨血气之精，而与脉并为系上属于脑，后出于项中。"《医林改错》中也提到："两目系如线，长于脑，所见之物归于脑。"肾主骨生髓，脊髓通于脑，髓聚而成脑，肾中精气充盈则脑"髓海"得养，能充分发挥其"精明之府的生理功能，为视路功能的发挥提供物质基础"。《审视瑶函·内外障论》云："在五脏之中，惟肾水神光深居瞳神之中，最灵最贵，辨析万物，明察秋毫。"因此，在治疗上应以补肾明目为主要原则，选用枸杞子、菟丝子、覆盆子、楮实子等药物治疗。中医治病的精髓是辨证论治，在治疗视神经萎缩的过程中更是如此。但是对于大多数患者而言，全身症状并不明显，给眼科辨证造成了困难。针对这种情况，唐由之根据阴阳理论进行辨证，收到了较好的效果。唐由之认为，对于全身没有明显症状的患者，从理论上说当从阴论治，以六味地黄丸为主方加减；而对于全身症状明显有面色㿠白、畏寒肢冷、舌淡等阳虚表现的患者，则从阳论治，选用巴戟天、肉苁蓉、附子、肉桂等。

2. **审证求因，有所偏重** 视神经萎缩在治疗上之所以棘手，是由于该病病因复杂，可以由炎症、缺血、外伤、肿瘤等引起。因此，唐由之认为，治疗该病之前一定要详查病史，审证求因，配合现代的检查手段如 CT、MR 等进行综合分析、判断，在补肾明目的基础上针对可能的病因，治疗有所侧重。由视神经炎引起者，早期常偏重于清热凉血，选用黄连、黄芩、槐花、连翘、牡丹皮；晚期炎症表现不明显则侧重于滋肾明目。由缺血性视神经病变引起者，要加大活血化瘀药物的应用，选用桃仁、红花、川芎、丹参等。对于青光眼患者，由于长期高眼压导致视神经萎缩者，最重要的治疗应当是降眼压，采取药物或手术的方法，尽量使眼压降到患者的"目标眼压"；在此基础上选用滋阴明目、活血养阴的药物进行治疗，以保护已经萎缩的视神经，养阴的力度要大。同时可以加一些利水明目的中药，如车前子等，以防眼压升高。总之，对于病因可查的患者，要根据不同的病因，在补肾明目的基础上灵活选用清热、凉血、滋阴、温阳、补血、活血、利水、明目等方法。

3. **补气通络，贯穿始终** 在整个治疗过程中，唐由之非常重视补气药物和通络药物的应用。在补气药物的选择上尤喜用黄芪。黄芪补肺脾、益气之力不让诸参，且与党参配伍则补气之力大增，与当归合用则补血之力明显增加，结合眼底视盘色淡、血管变细等气血双亏的表现，黄芪的合理应用常能收到意想不到的效果；此外，黄芪作为保健佳品，药性平和，能固肌表、御外邪，选用它的目的还在于能够增强机体免疫力调和诸药，有代替甘草之意。至于通络药物的应用，主要是考虑到该病"玄府闭塞、脉络不通"的病因，可选用丹参、怀牛膝、丝瓜络、橘络等。〔周尚昆，钟舒阳，王慧娟，等. 唐由之治疗视神经萎缩经验［J］. 中医杂志，2011，52（1）：16 - 17.〕

十、高培质儿童视神经萎缩诊治经验

视神经萎缩分为原发性与继发性两类。原发性视神经萎缩表现为视乳头边界清晰，筛板可见，视乳头颜色苍白或颞侧色苍白。而继发性视神经萎缩则可见视乳头边界模糊不清，筛板不见，颜色多为灰白色或蜡黄。本文仅就原发性视神经萎缩的诊治进行讨论。原发性视神经萎缩视力损害严重，视野也遭到严重破坏，视野表现为中心暗点或向心性缩窄，严重者视野呈管状。视神经萎缩与中医青盲症相似。《诸病源候论》云："青盲者，谓眼本无异，瞳子黑白分明，直不见物耳。"《审视瑶函》有更为详细的描述："夫青盲者，瞳神不大不小，无缺无损，仔细视之，瞳神内并无些小别样气色，俨然与好人一般，只是自看不见，方为此症。"这是仅用肉眼望诊的年代对青盲的认识，在科学技术发达的今天，对视神经萎缩的诊断并不困难，但对其治疗，西医无特别疗法，并认为是"不治之症"。而采用中医药治疗，虽然难度很大，病程较长，还是可以收到一定的疗效，韦文贵对儿童视神经萎缩的诊治有其独特的用药，并取得惊人的效果。儿童视神经萎缩的眼底改变属于原发性视神经萎缩，视乳头颜色苍白或仅视乳头颞侧苍白，视乳头边界清晰，筛板可见。视力损坏较重，严重者无光感。双眼可先后发病，也常见双眼同时发病。外眼检查正常，或双瞳孔散大。本病属于小儿青盲范围，多因热病后发病，故从以下证型论治。

1. **肝经风热型**　小儿脏腑娇嫩，正气不足，易感受风热病邪，发生温热病，邪气亢盛，热邪留滞于肝经；或因热邪壅闭玄府，脉道被阻蔽而不通，因而脏腑之气血精津液等精华物质不能上注于目为精明之用，以致双目视物昏蒙，辨不清眼前东西；外眼不红不肿，但双目无神，眼球运动自如，有的目偏视或上吊，瞳孔散大，有的患儿夜卧不安，多惊，烦躁不宁；经常伴有低热，甚者口吐痰涎，四肢强直，四肢抽搐，不能站立走路，颈项强直，口噤不会说话。脉细数，舌苔白，舌质深绛或绛紫。治以清营泄热，镇惊息风。常用生地、牡丹皮、紫草、玄参、犀牛角等清营泄热，用钩藤、天麻、白僵蚕、蝉蜕、全蝎等以镇惊息风。韦文贵常用的方剂为钩藤引子（《审视瑶函》）去麻黄、防风，加玄参、牡丹皮或犀牛角等清营凉血药物；或选用羚角钩藤汤（《通俗伤寒论》），方中羚羊角、钩藤为清热息风之主药，配合桑叶、菊花、生地、竹茹等品以清热平肝，白芍柔肝，川贝母、茯神化痰安神，甘草和中。病情严重者加服安宫牛黄丸或《局方》至宝丹；肢体强直屈伸不利者，可加桑寄生、伸筋草、鸡血藤、丹参；若瞳孔散大，可选加五味子、山萸肉、磁朱丸等。

2. **血虚肝郁、热闭玄府型**　患儿温热病之后期，邪热渐解，阴液耗损，阴血不足，不能养肝；或因邪热未尽，热闭玄府；或因患儿素体血虚有热，邪郁玄府。临床表现为患儿高热已退,仍双目失明,瞳孔散大,可伴有午后潮热,烦躁不安,夜寐易惊,肌肉抽动,肢体屈伸不利或瘫软,站立不稳,双手或一手不能握物或握而不紧,患儿的智力和全身各部位器官功能与其年龄不相符,反应迟钝,表情呆痴(患儿病前智力发育正常)。脉细乏力,舌苔薄白,舌质稍淡。治法:疏肝解郁,清热养血。方药:丹栀逍遥散去生姜,加钩藤、白僵蚕、全蝎、天竺黄等镇惊息风之品。方中之柴胡、薄荷、当归、白芍养血疏肝,白术、茯苓、甘草健脾和中。

3. **脾气虚弱、中气不足型** 临床表现为一眼或双眼逐渐失明,经久不愈,眼睑乏力喜垂闭,面色萎黄无华,气短懒言,食少便溏,腹胀,脉细或濡弱,舌苔白或白腻,舌质淡胖伴有齿痕。治法:益气升阳,调补脾胃。方药:常用补中益气汤(《脾胃论》)加减。方中黄芪为益气之主药,辅以人参或党参、白术、炙甘草益气健脾;陈皮理气和胃,使之补而不滞;当归养血和营;升麻、柴胡升阳降浊。在此方基础上加枸杞子、女贞子、菟丝子以补肾明目;或加丹参、鸡血藤以加强养血之功。大便稀溏者去当归;纳差者加谷麦芽、焦神曲以健脾开胃。本方亦可用于成人视神经萎缩病之脾虚气弱型患者。

4. **肝肾阴虚、精血不足型** 临床表现为一眼或双眼不辨明暗,双目干涩不适,口干舌燥,头目眩晕,睡眠好,腿软乏力,手足心发热,溲短赤涩,脉细数,舌质红,苔少或无苔。此型多发生儿童高热病后或成年人。治法:补益肝肾,养血敛精。方药:常用杞菊地黄丸(《医级》)加减。本方是六味地黄丸加枸杞子、菊花二味。方中熟地、山药、山茱萸三补,泽泻、茯苓、牡丹皮为三泻,达到通补开合,补而不腻之功效;再加入枸杞子、菊花补肝养肾,对患者头目眩晕有利。伴有腿软无力者,加用丹参、鸡血藤、桑寄生以养血舒筋活络;口干舌燥、手足心热者,加知母、黄柏等品。成人视神经萎缩多为此证型。(《全国中医眼科名家学术经验集》)

十一、刘崇晏附桂逍遥散治疗视神经萎缩的诊治经验

逍遥散出自宋代官修的成药典《太平惠民和剂局方》。方中主药6味,包括柴胡、当归、白芍、茯苓、白术、甘草,佐以生姜、薄荷,具有疏肝解郁、养血健脾功效,治疗肝郁血虚脾弱证。因其主要病机是肝郁和血虚,这是眼科多种疾病的病理基础,故已被用于眼科临床的多种疾病,如旋胪泛起、青盲、暴盲、绿

风内障、青风内障、视瞻昏渺、目䀮等。在明代《证治准绳》《景岳全书》等书中均谈到本方治疗目疾的作用。清《目经大成》认为治眼病宜仿景岳"补、和、攻、散、寒、热、固、因"八阵，而逍遥散即为阵中"和"的代表方，逍遥散具有和解脏腑、和解表里的作用，用于风轮、气轮疾病，在"凝脂翳变十一"中曰："震廓凝脂，逍遥直解其郁。"《审视瑶函》用逍遥散治疗怒气伤肝，并脾虚血少致目暗不明、头目涩痛、妇女经水不调、暴盲等内障眼病。《目科捷径》中以逍遥散原方重用，治疗"羞明伏地""瘥后目久不睁""眵多泪如脓"等眼疾。方中柴胡疏肝解郁，升举阳气；当归、白芍养血兼可柔肝；茯苓、白术、甘草补脾调中益气。

刘崇晏善用逍遥散，认为"肝开窍于目""目得血而能视"，逍遥散为眼科常用方之一，而加减化裁更为重要。如刘崇晏根据自己多年临床经验提出肝郁血虚眼病后期，阴阳两虚，尤见舌苔暗、淡、白者，用逍遥散加附子、肉桂等。逍遥散加减变化除了古方已有的黑逍遥散、丹栀逍遥散，《目经大成》中的犀羚逍遥散等。近来，刘崇晏提出对于阳虚证用附桂逍遥散，并已取得明显疗效，扩大了本方的使用范围。

视神经萎缩属中医"青盲"范畴，眼底望诊见目系端色淡，此乃肝郁血虚。肝经连目系，肝主藏血，主疏泄，肝开窍于目，肝气和则目能辨五色；脾主统血，脾为气血生化之源，脾主升清，将气血之精华上升于目。现代医学认为，视神经萎缩是视神经各种病变及其髓鞘或视网膜神经节细胞及其轴突等损害，致使神经纤维丧失，神经胶质增生的最终结局。其病因复杂，病程缠绵。眼底视神经乳头苍白，是视神经内的毛细血管的闭塞以及神经胶质增生所致。一般疗程较长，疗效欠佳，是一种难治性眼病，临床可用逍遥散加减治疗。（《现代名中医眼科治疗绝技》）

十二、刘大松谈视神经萎缩的证治

视神经萎缩治疗不易，但并非不治之症。本人在多年的临床实践中，治本病的疗效尚称满意。现对本病的治疗经验就正于同道，权当引玉之砖。

本病常由邪热伤阴、营血不足、忧郁过度及烦劳损精等引起，如邪热伤阴常因温热之邪未尽，灼津劫液，致使精气耗损，不能上营于目，故光华失用。凡营血不足多因化源衰竭，血气亏虚而不能濡养睛瞳，神光难以发越；或因久郁络阻，玄府闭塞，血气之运行失畅，以致精不上乘。若忧郁过度，皆因情志之变，脏腑乖乱，气机失常，元阳耗散，元阴暗损，以致睛明失用。烦劳损精实因五志之火张而伤真阴，不能归明于目，肝窍失养而眸子昏吒。以上种种，均系本病酿成之机制所在。

如症见面白少华、头晕心悸、失眠健忘、舌淡脉细者，治宜养心补血，方用人参养荣汤加减。若症见头晕耳鸣、腰膝酸软、盗汗梦遗、脉细舌红者，治宜益气养阴，方用生脉散合六味地黄汤加味。凡情志不舒，疏泄失常，气滞血瘀，则症见头晕目胀、口苦咽干、脉弦细涩、舌暗有瘀斑，治宜疏肝解郁、行气活血，方用加味逍遥散合桃红四物汤加减。因气化失常，温养不足，寒凝脉络，症见面白自汗、形寒肢冷、腰膝酸软、脉沉细弱、舌淡苔白者，治宜温补脾肾，方用补阳还五汤加味。

因视神经萎缩的形成多由精气虚衰、奉养不足所致，虚证多而实证少，但虚实互见之证亦并不鲜见。无论本虚标实或标本俱虚之证，均宜以治本为主，兼顾其标，如有邪实之证，首宜疏导，必待邪去方可峻补，祛邪便是扶正。本病定为四个证型辨治，仅言其常，而虚实之间、证型之间亦可不断转化。其中两个或几个证型兼夹出现的情况也并非罕见，故须知常达变，既要抓住主症，亦需兼及他证。因足厥阴、手少阴二经连目系，治疗首宜疏通此二经之郁结，使邪气外出，不入目系，则脉络通畅，方可言补。如精气耗损，纯虚之证立见，亦有轻重缓急之别，有因化源不足者，有因病耗伤者，亦有气化失常、精气不能上承于目者，治宜审证求因。总之，宗精不足者补之以味之旨，治病必求其本，则病无遁情矣！大凡热极伤阴之证，乃水不济火，急宜养阴清热，宗"泻南补北法"；若邪气阻络，有因痰热内蕴，或寒凝脉络，或疏泄失常，均宜利导，务使精气得以上承；营血不足者责在心脾，阴津亏虚者重在肝肾，治热必从血分，火甚重用苦寒，微用甘凉，俟火去六七，继用甘寒养阴；寒凝脉络，治宜温经散寒。方随证转，不可执一。凡情志之变，脉络失畅，治宜畅其经络，疏其气血，首宜开导，不可徒持金石。总之，本病宜始终重视先后二天之脏气，实为治中真谛。〔姚芳蔚，肖国士，苏藩，等. 视神经萎缩证治[J]. 中国中医眼科杂志，1992(4)：33－38.〕

十三、石守礼疗青盲多用疏肝解郁

石守礼从事中西医眼科 50 余年，擅于运用中西医两法治疗眼科疑难病症,对视神经萎缩有独特经验,疗效显著。

视神经萎缩是一种比较难治的眼病,但亦并非不治之症,实践证明,有很多视神经萎缩患者经过针刺与药物治疗后,视力可得到不同程度的恢复,虽然眼底情况并没有发现有多大改观,然而患者的视力可以一直保持很好,因此医生和患者必须具有坚强的信心,无论服药或针灸,均需长期应用,且最好针药并用,方可收到一定效果。

值得指出的是,视神经萎缩能否治疗,还要看其病因如何,如因头颅外伤引起的视神经离断,则无论如何治疗也不会再有复明希望。又如家族遗传性视神经萎缩(Leber 氏病),亦属于一种不易治疗的疾病。颅内占位性病变所致者,一般应先将颅内肿瘤切除后再行治疗。

辨证施治:

1. **肝郁脾虚型**　主证:除视神经萎缩外,全身常兼有情志不舒,头晕目眩,胁胀胸闷,食欲不振,口苦咽干。苔薄白,脉弦细。治则:疏肝解郁,健脾养血。方药:疏肝明目饮(经验方)。组成:当归10g,赤芍15g,丹参15g,茯苓15g,炒白术10g,柴胡10g,生地15g,熟地15g,五味子10g,陈皮10g,女贞子15g,生石决明15g。水煎服。本型多因恼怒,导致肝郁气滞所致。

《金匮要略》说:"见肝之病,知肝传脾,当先实脾。"故方中用柴胡疏肝解郁;石决明清肝益阴明目;茯苓、白术实脾以滋化源;当归、生地、熟地、五味子、女贞子以滋水涵木;丹参、赤芍活血;陈皮理气。使该方滋而不腻,舒不太过,尤其适用于由炎症引起之早期视神经萎缩效果较好。如有面赤、口苦、舌红等热象时,可加焦栀子,但一般视神经萎缩不用苦寒药,以防伤其生生之气。

2. **肝肾阴虚型**　主证:除眼底表现视神经萎缩外,兼有头晕耳鸣,目昏干涩,腰膝酸软,五心烦热,遗精盗汗。舌苔薄白,脉细或细数。治则:滋补肝肾。方药:鳖甲滋水煎(经验方)。组成:鳖甲15g,生地15g,熟地15g,山茱萸10g,炒山药15g,茯苓15g,牡丹皮10g,泽泻12g,菊花12g,枸杞子12g,牛膝15g,白芍15g,五味子6g。水煎服。

方中以杞菊地黄滋阴明目,加白芍、五味子、牛膝、鳖甲以增强滋补肝肾之功。如患者有口干咽燥,颧赤,舌红,加盐知母、盐黄柏。如有形寒肢冷,腹部有凉感,小便清长,或夜间多尿,大便稀溏者,则属偏于肾阳虚衰,宜加入补肾阳之品,如肉桂、附子等。

3. 气血两虚型 主证:除眼底表现外,兼有气弱懒言,倦怠乏力,食少便溏,面色无华,心悸怔忡。舌质淡,苔薄白,脉象细弱。治则:补益气血。方药:加味圣愈汤(经验方)。组成:党参10 g,炒白术10 g,炙黄芪15 g,当归12 g,白芍15 g,熟地15 g,川芎10 g,陈皮10 g,茯苓15 g,远志10 g,五味子6 g,鸡血藤15 g,炙甘草6 g。水煎服。

方中当归、白芍、熟地、川芎滋阴养血,然"有形之血,生于无形之气",故用党参、黄芪、茯苓、炙甘草以健脾益气生血;更佐陈皮理气,使其补而不滞;远志、五味子养心安神;鸡血藤养血通络。本方适用于晚期的视神经萎缩效果较好。如有心悸怔忡者,可加石菖蒲、柏子仁通窍安神。(《眼底病的中医证治研究》)

十四、肖国士治疗视神经病变

肖国士治疗视神经病变的经验是:认为急性视盘炎、视盘充血水肿多属肝经实火型。视神经中医称目系,目系属肝,常用龙胆泻肝汤加归经入肝的蚤休、青黛、芦荟、羚羊角等泻火解毒,待炎症控制后再酌情调补,以求全功。球后视神经炎因无明显眼底改变,有明显的视力障碍,多由肝郁化火所致,常用丹栀逍遥散酌加枸杞、石决明、白蒺藜、青葙子等归经入肝的补肝清肝药治疗,常收显效。

视盘水肿多由颅内压增高所致,也有找不出原因的,在排除了颅内肿瘤的情况下,可用泻脑汤(《审视瑶函》,药物组成有防风、车前子、茺蔚子、桔梗、玄参、茯苓、木通、大黄、玄明粉)加归经入肝的泽兰、芦荟、金钱草、益母草等活血利水泻下药,以促进水肿的消退。视神经萎缩早期宜疏肝解郁加补肝肾明目药,常用柴胡疏肝散合杞菊地黄汤加减治疗。如无效,再投以气血肝肾同补的八珍汤合左归饮加减治疗,可兼用活血通络的中成药,坚持多服方可收效。(《中华名老中医学验传承宝库》)

十五、庞万敏辨治视神经萎缩经验

《灵枢·大惑论》云:"五脏六腑之精气皆上注于目而为之精……裹撷筋骨血气之精,而与脉并为系,上属于脑,后出于项中。"清代王清任说:"两目即脑汁所在,两目系如线长于脑,所见之物归于脑。"《内经》又云:"肝受血而能视,肝和则目能辨五色矣。肾主藏精,肝主藏血,精血荣养目系。"则庞万敏认为若精血不足,脉络空虚,不能上注于目系;加之以情志不畅,肝气郁结;或病久思明,思则气结,血行涩滞,目系失养,则见乳头(视盘)色泽变淡,或苍白;血管变细,视野缩小,视力下降等。

1. **治疗经验** 中医称视神经萎缩为青盲、视瞻昏渺。治疗本病必须结合病史、年龄、病程长短,以及全身体征来推测病变性质,明确诊断,识病辨证,治则有方。

炎症性者,则以疏肝解郁益阴汤加减;外伤者,则以四子和血汤加减;中毒性者,则以银公逍遥散加减;贫血性者,则以圣愈汤加减;血管阻塞性者,以疏肝破瘀通脉汤加减;高度近视性者,则以滋阴养血和解汤加减;视网膜色素变性者,则以健脾升阳益气汤加减;家族性者,则以补气疏肝益阴汤加减;哺乳性者,则以八珍汤加减;脑瘤术后,则以滋阴开窍汤加减;至于 sDJL 患者,又分津液已伤与未伤,前者以滋阴润脑汤加减,后者以加味逍遥饮加减。无论何种性质之视神经萎缩,服用汤药期间,可以同时伍以复明丸。

本病以虚郁论治:虚者,五脏功能不足也。脾虚,水谷精微生化不足,目系失濡,则视盘色淡,萎黄;肝虚,血少不养目系,则目暗不能视;肾虚精少,则目系视无神光;肺虚气少,则目系功能不足,故视物难及;心虚志衰,则目系视物无主也。故病虚变证不一,但治法皆以补养为宜,即形不足者,温之以气;精不足者,补之以味。相得后而服之,以补精益气,此其要也。但勿犯纯补之弊。《审视瑶函》云:"目一昏花,愈生郁闷。故云:久病生郁,久郁生病。今之治者,不达此理,俱执一偏之论。唯言肝肾之虚,只以补肝肾之剂投之,其肝胆脉道之邪气,一得其补,愈补愈蔽,至目日昏,药之无效,良由通光脉道之瘀塞耳。"鉴之,知肝肾无邪,目难以病,大凡肝肾阴虚,而邪气有余,必先驱邪,而后扶正,斯无中邪之弊。故治本病,补气阴之际,又当重疏肝解郁,令气疏泄畅通。补之舒之,相辅相成,勿犯虚虚实实之诫,勿执一偏,应详审证因,标本兼顾。郁者解之,瘀者祛之。瘀去新生,再行补之法,否则,瘀不去新不生,补而无功反为害矣,乃为治疗本病的一大原则。

郁致视神经萎缩是临床又一特点。气郁则滞,目系失养;血郁成瘀,则血不滋润目系故色淡。津液郁结而成痰饮,阻滞气血运行。临床治法不外气郁之,血瘀化之,津郁温之,液郁散之。

本病是一种较为难治的眼病,其病程长,取效慢,需要加强患者治疗信心,只有长期耐心服药,才能起到旱苗滋露之效。有些患者可能会丧失信心,结果达不到预期的治疗效果。因此,增强患者的治疗信心,努力探索有效的治疗方法,是治疗本病的关键环节。经过临床观察,本病定 3 个月为 1 个疗程比较合适,因多数患者在 3 个月内都有进步,视力开始提高。但也有半年甚至 1 年之后视力才开始提高的。坚持治完 1 个疗程是完全必要的。如第 1 个疗程无效时,继续进行第 2 个疗程仍有必要。总之,对本病患者不应轻易放弃治疗时机。在方剂的运用上也是同样道理,当服用一个方剂有效时,就不要随便更改,要坚持服用一段时间,即所谓"效不更方",这样有利于比较该药与其他药的疗效。

2. 临床要点　视神经萎缩是视神经退行性改变,为各种视神经病变的后果。其病因有:炎症性、压迫性(青光眼、肿瘤等)、外伤性、中毒性(烟酒中毒性弱视)、营养不良性(血管阻塞、高度近视等)、遗传性(视网膜色素变性、莱柏病)。一般儿童以脑部肿瘤或颅内炎症为多,青年以遗传为主,中年人以神经炎、外伤或颅内视交叉区肿瘤为最多见,老年人常与青光眼或血管性病因有关。临床有视力障碍、视野损害和视盘褪色三大主症。本病分为原发性和继发性两类:前者发生于球后疾病,表现为视盘边界清晰,筛板暴露,颜色淡白;后者发生于球内病变,表现为视盘边界模糊,筛板不暴露、颜色灰白或蜡黄。无论何种性质的萎缩,均可分为四期:一初期,视盘颞侧轻度苍白或视盘边界褪色,视力在 1.0～0.1,视野轻度缩小或有中心暗点。二进展期,视盘颞侧苍白,或全部轻度苍白,视力在 0.1～0.01,视野缩小,或有缺损。三苍白期或近绝对期,视盘全部显著苍白,视力在 0.01 至光感之间,视野很小。四绝对期,视盘苍白如圆月,小血管甚少或消失,视力为黑矇。

3. 辨证论治

(1) 肝郁不荣:多由情志抑郁,七情内伤,气机不畅,玄府郁闭所致。兼两胁作痛,胸闷暖气,头痛目眩,目涩颧赤,口干咽燥,潮热盗汗,疲乏食少,或见寒热往来,或妇女月经不调,乳房作胀,小便涩痛,舌淡红,脉弦细。治则:疏肝解郁,养血健脾。方药:加减逍遥散。若肝郁化火,火极生风,多见于小儿患热性病后,热退而两目失明,有抽风症状,加全蝎、钩藤各 3 g;大便溏加吴茱萸、干姜各 3 g;神志不清加石菖蒲、莲子心各 3 g;病程较长加党参、麦冬各 3 g,枸杞子、熟地各 10 g。

若肝郁伤津,兼见情志不舒,口渴欲饮,胸胁满闷,饮食减少,舌红无苔,脉弦数。治则:疏肝解郁,破瘀生津。方药:疏肝解郁生津汤。

若肝郁化热,耗伤阴精,体兼头晕,耳鸣,逆气上冲,胃纳减少,口干,便润,舌苔薄白或无苔,脉细弦尺弱或沉弦数。治则:滋阴益肾,疏肝解郁为主。方药:疏肝解郁益阴汤。

若气滞血瘀,肝郁日久,血脉不通,见有胸痛、头痛,痛如针刺而有定处,或呃逆日久不止、心悸、失眠、易怒,或产后恶露不行,瘀血阻滞,小腹疼痛,或卒中后遗症,兼见半身不遂,口眼歪斜,语言不利,口角流涎,大便干燥,小便频数,或遗尿不禁,舌质多见黯红,舌边有瘀斑或舌面有瘀点,唇黯或两目黯黑,脉涩或紧。治则:疏肝解郁,宣通血脉,祛除瘀滞。方药:加味逍遥饮加丹参 15 g、鸡血藤 24 g、赤芍 5 g,或加味补阳还五汤。

(2)精亏脉滞:郁热伤阴,精亏脉涩,神光失养,或素体肝肾不足,精血虚少,脉道空虚,而目系失养。兼见头晕目眩,耳鸣耳聋,失眠,遗精,口咽发干,五心烦热,盗汗,腰膝酸痛,舌质绛,脉细数。治则:滋阴和脉。偏于肝胃津血亏损者,方药:滋阴明目饮加减。偏于肝肾精血不足者,方药:六味五子汤。

若久病不愈阴损及阳,肾阳不足者,形寒肢冷,精神不振,腰膝酸软,或阳痿早泄,失眠滑精,尿频而清长,或尿少而水肿,舌淡苔白,脉沉尺细或两尺无力者,方药:加减杨氏还少丹。

(3)气阴虚滞:郁久化热,邪热耗其精气,气乏升运精血于目系;或素体气阴虚亏,目脉难以得养,血涩滞而神光散,故致此症。体兼气短懒言,咽干口燥,口渴多汗,形体倦怠,久咳伤肺,气阴两伤,干咳短气,白汗,脉象虚弱。治则:益气养阴,和脉通络。方药:补养舒活汤。若气虚自汗加黄芪 15 g,阴虚便秘加熟地 30 g,血虚头痛加川芎 10～15 g,脾虚便溏加炒山药 30 g。若病程较长,视力不增者,亦可服用补气疏肝益阴汤。

(4)心脾虚滞:思虑过度,劳伤脾胃,心血暗耗,脾气虚,心血亏,目脉不充,目系失养,神光失荣,致生此病。体兼面色萎黄,心悸怔忡,体倦食少,健忘失眠,多梦易惊,舌质淡苔薄白,脉细弱,以及妇女月经不调、淋漓不止等。

治则：健脾养心，解郁通脉。方药：归脾汤去龙眼肉，加升麻5g、银柴胡5g、熟地12g、女贞子12g。若病久涩重，加丹参12g、鸡血藤12g；头晕、耳鸣，加女贞子15g、珍珠母15g；健忘思迟、腰膝酸软，加何首乌12g、枸杞子12g；瘀血头痛，时轻时重，加川芎5g；妇女淋漓不止，加山茱萸10g、五味子10g；血崩有寒，加艾叶10g、炮姜10g、血余炭10g。

（5）目脉寒滞：素体阳虚，寒以内生，或外寒入里，深入目脉，或寒凉之剂，损伤阳气，则中焦虚寒，阳衰阴盛，目脉寒凝，精血不升，神光不明。体兼肢体倦怠，口淡不渴，纳差，腹痛吐泻，四肢不温，肢体痹痛，小便清长，舌淡苔白，脉沉细或迟缓。治则：益气养血，温中散寒。方药：温养散寒汤。若呃逆头痛，加清半夏10g、吴茱萸10g；腹痛泄泻，加炮附子10g；肢冷痹痛，加桂枝10g；肢体水肿，加茯苓10～15g、大腹皮10g。（《中医治疗视神经萎缩》）

十六、高健生治疗视神经萎缩经验

视神经萎缩是视神经纤维在不同病因作用下发生的退行性变性和传导功能障碍，任何年龄都可以发生。本病常常是多种眼病最后的结果，如各种视神经炎、青光眼、视网膜色素变性及颅内肿瘤等。其临床特点以视力下降或失明，视野缺损，眼底视乳头颜色变淡或苍白为主要特征。轻者属于中医"视瞻昏渺"，重者属于"青盲"范畴。诊断依据为：视力逐渐下降；眼底视盘边界清楚，颜色淡白、灰白或蜡黄，血管正常或变细；色觉变化，早期红色觉减退，晚期绿色觉也减退；眼视觉电生理检查，P波传导延迟，可有振幅降低。

"益精生阴敛聚法"是治疗视神经萎缩的大法。脏腑中轻清之血，经过玄府正常的升降功能到达眼部，起到营养作用，保障功能的发挥；其他如精或气，亦属轻清者，方可升运于目。因此，应用"补血""益气""填精"之治法，必须考虑选用少许能够协助升运精、气、血上行清窍功能的药物，兼有瞳神散大者，稍加入收敛精气、敛聚瞳神的药物。因此，形成了独具特色的疏利玄府、益精生阴、敛聚明目治法。

临床上经常会遇到一些视神经萎缩的患者，体壮无疾，六脉平和，而唯独双目不见人物影动，全身无证可寻，无证可辨。此类患者实非肝肾虚赢，精亏血少，乃人体升运之机失常，精血在经络玄府中往来通路之机不足，升降失和,治疗需疏利玄府,升阴以养目。而另外一类确属肝肾不足,无精血升运营养头目,致目昏不见。治疗原则为补益肝肾中轻清之精血,使其上达头目。

常用于益精生阴的方剂有:杞菊地黄丸、明睛地黄丸、明眼生熟地黄丸、明目地黄丸及菊睛丸。而疏利玄府则依病机不同,治法方药也异:① 精血不足,治以养血益精用四物五子汤、五子衍宗丸等。② 脉络阻滞,治以化瘀导滞,用通窍活血汤、补阳还五汤、血府逐瘀汤、涤痰汤、天麻钩藤饮等。常用于升发阴精的药物有防风、柴胡、升麻、葛根、蔓荆子等;敛聚阴精常用的药物有山茱萸、五味子、覆盆子、白芍等酸味药物;疏利玄府常用的芳香开窍类药物有冰片、麝香、石菖蒲等。(《全国中医眼科名家学术经验集》)

十七、殷伯伦治疗视神经萎缩经验

视神经萎缩为眼科难治病,属中医"青盲"范畴。殷伯伦认为本病病因复杂,宜详查病因,审因论治,结合针刺治疗。① 外伤性视神经萎缩:多为目络瘀滞,治宜祛瘀通络养肝明目,方用血府逐瘀汤酌加石菖蒲、郁金、丹参、茺蔚子等。② 炎症继发性视神经萎缩:多为余热未清,玄府滞涩,治宜清泄余热,通利玄府,调肝养血,方用丹栀逍遥散酌加石菖蒲、菊花、枸杞子、桑椹等。③ 退变性视神经萎缩,多为肝肾亏虚,目系失养,治宜补益肝肾,通窍明目,方用四物五子汤酌加石菖蒲、炙远志、菟丝子、枸杞子、桑椹等。〔洪亮,李汝杰,黄冰林,等. 殷伯伦辨治眼病经验举隅[C]. 江西省中西医结合学会眼科专业委员会等. 第八次学术会议论文汇编,2016:5.〕

十八、苏藩谈视神经萎缩的证治

视神经萎缩是视神经纤维在各种不同原因影响下发生变性和传导功能的障碍,主要表现是视力减退、视野改变和眼底视盘的颜色苍白或灰白等萎缩变化。

1. **病因** 视神经萎缩的病因是多种多样的。可由视盘炎症、视盘水肿、青光眼、颅内肿瘤、脊髓痨以及烟酒中毒等病因造成,这些原因都可导致视盘颜色变为苍白或灰白。但是,单凭视盘的颜色来判断视神经有无萎缩是不够全面的,一般必须结合视功能和视野的检查,其中视野的检查尤为重要,因为视神经萎缩以视力减退为主要症状,但减退的速度和程度因原因不同而各异,轻者保留有用的视力;重者视力极差;严重者可致全盲。如视力尚好,能查视野时,视野一般表现为向心性缩小;但各种原因所致的视神经萎缩还有其特殊的典型改变,如中心暗点、鼻侧缺损及颞侧岛扶视野、管状视野、双颞侧偏盲以及一眼全盲、一眼偏盲或象限盲等。此病的后期还有暗适应障碍和色觉障碍。通过视野检查,不仅可以了解视神经的功能状况,而且还可以根据某些特殊的视野改变推测病变的性质以及部位,为进一步探索视神经萎缩的原因提供有利的线索。视神经相当于中枢神经白质的向外延伸部分,覆盖其表面的三层脑膜由颅内脑膜直接延伸而来,因此视神经脑膜之间的间隙也就同颅内的相应间除相沟通。视神经的血液供应与大脑血管同来源于颈内动脉。视神经是由视网膜神经纤维集中而成,人类的视神经纤维在视网膜上都按一定的区域排列通过视盘时纵横分界,分布在视盘的鼻上、鼻下、颞上、颞下四个象限,鼻侧的纤维在视交叉处交叉,进入对侧视神经束,颞侧纤维则不交叉。视神经纤维的这种特殊结构在视交叉病变时引起的视野改变具有特殊的定位意义,因而视野检查有其特殊性和重要性。

2．**分类** 视神经萎缩的分类方法比较复杂,临床中一般笼统地分为原发性和继发性两大类。原发性(单纯性)视神经萎缩视盘呈苍白色或灰白色,边界清晰,巩膜筛板的筛孔可见视盘轻度凹陷,视网膜血管正常,但动脉常较细窄,晚期动、静脉均变细,多由视网膜中央动脉栓塞硬化或痉挛、脊髓痨、垂体肿瘤、烟酒中毒、外伤、球后视神经炎等病因所致。继发性视神经萎缩常发生于视盘炎或视盘水肿之后,视盘呈灰白而带污秽的颜色,边绿多不清晰,巩膜筛板不可见视盘或其附近常有炎症产物残留。视网膜动脉变细,静脉正常或稍细,或稍有白色鞘膜。多由视盘炎、视盘水肿、视盘血管炎、视神经网膜炎、视网膜脉络膜炎等病因所致。

由于视神经萎缩的病因是多种多样的,除分为原发性和继发性两类外,还有其他的分类方法,如以眼底所见分类、按原因分类、按病理组织改变分类,每种分类中又有更详细的分类。眼科医生必须全面了解掌握视神经萎缩的各种病因和病理表现,结合视功能和视野的检查,为中医的辨证提供准确的证据,最后进行审证求因、辨证施治。

3．**中医辨治** 青盲的病因病机多为先天禀赋不足,肝肾亏损,精血不足,目窍萎闭,神光不得发越于外;或玄府郁闭,气血瘀滞,光华不能发越;或目系受损,脉络受阻,精血不能上荣于目。一般认为本病新病多实、久病多虚;急症多实、缓病多虚;外障多实、内障多虚;年轻体壮者多实、老年体弱者多虚;亦有虚实兼杂、实中见虚、虚中夹实之证。视神经萎缩的治疗必须运用中医理论,从整体观念出发,突出眼在人体具有的视觉特殊功能、在解剖生理结构上的独特性,运用各种辨证方法,强调整体和眼局部相结合,针对病因病机而制定治疗法则,根据治则进行有效的治疗。

人类视神经大约有 100 万根,通过筛板处于高度的拥挤状态,同时视盘处有视网膜中央动、静脉穿过,毛细血管特别多。由于具有这些生理结构的特点,出现病变时必然发生水、湿、瘀、热阻滞脉络不通的病理反应,所以视神经萎缩多属于脏腑虚损或虚中夹实之证。必须掌握病因变化进行辨证施治,在内治的同时要配合针灸、穴位注射、视神经按摩、球后埋线和其他中西医结合治疗等,祛除病邪,恢复其正常的生理功能。(《苏藩学术思想与临床经验集》)

十九、耿呈祥治疗青盲症经验

西医称本病为视网膜炎、脉络膜炎、球后视神经炎、视神经萎缩等病,多因肝肾不足,气血耗损不能上荣,目失所养,神光耗散所致。治宜健脾祛湿、清肝明目、和胃清热、化痰行湿、疏肝解郁等。

1. **处方 1** 熟地 15 g,柴胡 6 g,茯苓 9 g,怀山药 9 g,炒牡丹皮 6 g,山茱萸 6 g,当归 9 g,北五味子 1.5 g,泽泻 9 g。

功用:补益肝肾,疏肝解郁,健脾化湿。

主治:球后视神经炎。

用法:水煎内服,每日 1 剂。10～20 日为 1 个疗程。

2. **处方 2** 生地、熟地各 24 g,黄精 12 g,石斛 9 g,玉竹 9 g,制何首乌 15 g,桑椹 15 g,草决明 9 g,夜明砂 9 g,红枣 5 枚,甘草 6 g。

功用:滋阴养血,清肝明目。

主治:视网膜炎。

用法:水煎内服,每日 1 剂。

治验:治疗青盲症患者 100 余例,一般 3～10 剂视力由 0.5 增加至 1.0。

3. **处方 3** 当归、红花各 9 g,丹参、淫羊藿、赤小豆各 30 g,炒车前、赤芍各 12 g,何首乌 15 g(若黄斑区水肿较甚,加蒲公英 9～15 g)。

功用:活血化瘀,佐以消肿。

主治:中心性视网膜脉络膜炎。

用法:水煎内服,每日 1 剂。

治验:临床治疗青盲症患者 50 例 58 只眼,50 只眼治愈,8 只眼水肿已不明显。平均治疗天数为 25.5 日。

4. 处方 4 生地、熟地各 15 g,当归、山药、夏枯草、炒杜仲、连翘、金银花、麦冬各 9 g,五味子 3 g,煅石决明 24 g。

功用:清热凉血,滋阴潜阳。

主治:中心性视网膜炎。

用法:水煎内服,每日 1 剂。

治验:治疗青盲症患者 208 例,有效率达 85%。(《耿呈祥奇方妙治经验》)

二十、曾明葵谈视神经萎缩的证治

视神经萎缩中医称青盲。古人谓内障变为青盲,意指青盲是诸多内障眼病经久不愈,以致病损目系,神光衰微,是多种内障眼病拖延演变的结局。本病一般病程冗长,病情严重,病机复杂,治疗棘手,需医患协同,树立信心,可望奏效。

厥阴肝经连目系,肾主骨生髓养脑,目系系于脑,气脱者目不明,内障多虚,久病多虚,久病多瘀,久病多郁。玄府郁遏以虚为本,较少纯虚,每有兼夹。虚还需分辨是脏腑虚损或气血不足,禀赋不足或后天失调。以病为本,兼以从症,是指导本病症治的理论基础和基本思路。论治时我常以病为本,兼顾脉症,因为很多内障疾患虽病损目系,神光衰微,而全身症状和舌脉改变并不明显,且症状随治疗用药而常常变化,病却并不随脉症的变化而改善,这是治疗中不容忽视的。同时,全身脉症亦应顾及,应病症互参,以病为本,兼顾脉症。

基于上述理由,我在临床上以补肾解郁、益气活血作为常法,其他皆为变法,处方以逍遥散合驻景丸加减,药用柴胡 8 g、当归 10 g、白芍 10 g、白术 12 g、茯苓 20 g、枸杞子 20 g、楮实子 20 g、菟丝子 20 g、石斛 15 g、丹参 20 g、石菖蒲8g、黄芪30g、五味子6g、红花5g。其他如疏邪之防风、薄荷、密蒙花、白蒺藜；清热之黄连、栀子；活血之苏木、地龙、茺蔚子；理气之枳壳、陈皮；祛湿之车前子、地肤子、苍术；平肝之石决明、天麻、钩藤、蝉蜕、僵蚕；养阴之天冬、麦冬、玉竹、玄参等，均可结合不同脉症而增减之，但始终还是以补肾解郁、益气活血为主。

目赖精气上注，气以和为主，血以活为主，益气活血应贯穿治疗始终。在视神经病变尚未出现萎缩时，即应使用"治痿独取阳明"之理论。虽说该理论并非专指青盲的治疗，但从临床实践来看，养胃阴、益脾气对青盲的治疗亦有意义，对小儿青盲尤为重要。

因郁而病者有之，因病久生郁者更多，郁之与病互为因果，故青盲治疗解郁和肝不可少。解郁亦有法度，在初诊时我用小柴胡汤加减，以和肝疏邪解郁，再用常法，或在治疗中的某一阶段视病情而投解郁行滞之剂，达到肝脾要和、气血要和、气郁要疏，否则药治无益。解郁不单论药，更宜疏导，心理疏导亦即解郁之法。关于解郁用药在《医学纲目》谓："肝主目，肝中郁解，则目之元府利而明矣，故黄连之类解热郁也，椒之类解湿郁也，茺蔚之类解气郁也，芎归之类解血郁也，木贼之类解积郁也，羌活之类解经郁也。"

对于补肾，常选益精明目益智之品，诸子明目，尤以子类药为佳，但不宜过于滋腻，亦勿滥施温燥，二者皆非常服之剂，而青盲决非速效之疾，应缓以图功，贵在平补，动静相宜。本病难治，难在欲速不达，难在治以经年。治疗本病贵在守法，欲取得疗效，医者需耐心疏导，让患者树立信心，医者更应有信心，并应建立良好的医患关系。〔姚芳蔚，肖国士，苏藩，等. 视神经萎缩证治[J]. 中国中医眼科杂志，1992(4)：33-38.〕

二十一、洪亮谈加减四物汤在眼科的应用

目为肝窍，"肝受血而能视"，故眼与血密切相关。《审视瑶函》云："夫目之有血，为养目之源，充和则有发生长养之功，而目不病，少有亏滞，目病生矣。"四物汤出于《太平惠民和剂局方》，为历代调血良方，广泛用于诸科，眼科也不例外。无论血之虚实，均可用四物汤加减调之。

青盲见于西医视神经萎缩等疾病，其发病多因肝肾亏虚、目失濡养，或肝气不舒、玄府郁闭，或外伤瘀阻、目系受损所致。临证均可用四物汤加味治

之。肝肾亏虚者,可酌加枸杞、女贞子、桑椹、菟丝子、补益肝肾明目;玄府郁闭者,可酌加石菖蒲、远志、郁金、路路通通窍养血明目;外伤瘀阻者,可酌加桃仁、红花、鸡血藤、丹参等活血祛瘀明。〔洪亮. 加减四物汤在眼科应用示例[J]. 中国中医眼科杂志,1993(3):44-46.〕

二十二、曾樨良谈驻景丸加减方的临床应用

1. 驻景丸加减方方药分析　驻景丸加减方为陈达夫教授将古方"驻景丸"改进完善而成,为治疗内障眼病良方。驻景丸方常用于目外无形症而视物不明的内障眼病。据《银海精微》所载,由川椒、楮实、五味子、枸杞子、乳香、人参、菟丝子、肉苁蓉、熟地九味药组成。而《太平惠民和剂局方》及《传眼科龙木论》所载药味相同,由熟地、菟丝子、车前子三药组成。后世《审视瑶函》《原机微》《秘传眼科纂要》《一草亭目科全书》中驻景丸方,是去《银海精微》方中的乳香、人参、肉苁蓉,加用车前子、当归、熟地三药组成。

内障眼病多由五脏不足及目中玄府闭塞引起,尤与肝肾关系密切,盖肾纳五脏六腑之精而藏之,眼之能明视,赖五脏六腑之精气濡养。而目为肝窍,为肝之外候,肝主血,肝受血方能明视,虚则目眦眦无所见;而肝和目方能明辨五色;如肝疏泄失司,目中玄府闭塞则视亦不明。故内障眼病多从肝肾治之。历代的驻景丸方法虽滋补肝肾气血,但滋补之力不足,更差调和肝气药物,难以宣通目中玄府。陈达夫鉴于此,从多年临证实践中改进完善此方,命名为"驻景丸加减方"。取古方中楮实子、菟丝子、枸杞子、车前子、五味子补肾益精、养肝明目,加入茺蔚子、木瓜、生三七粉,调理肝气、养血活血导滞、通利玄府以明;河车粉益肝肾、补精血。本方为平补方剂,因河车粉性温,故加寒水石以抑其温。以上药味结构严谨,配合得当,滋补肝肾,益精养血。疏理肝气、宣通玄府以达明目。

目为五脏六腑精华所注,宗脉之所聚,故全身受病常波及眼而为目病,单是补益肝肾则不全面,必须综合全身证候,加以分析,在正虚邪实时,先驱其邪而后用本方,方虽无助邪害正之弊,但有外感、腹泻时,应暂缓使用。

2. 临床应用与加减方法

(1)视神经萎缩　方中去车前子,选加全蝎、僵蚕、石菖蒲以疏风通络开窍、通利玄府;加入丹参、郁金以助活血疏肝;加入猪脊髓或猪脑髓,以脏补

脏,填精补髓。

（2）皮质盲：此病多见于小儿高热后。如热症未解,以治热证为主;如热已解而余邪未尽,去方中河车粉、寒水石,选加羚羊角、珍珠母、钩藤、白蒺藜等平肝息风清热,加入僵蚕、全蝎疏风通络开玄府。如此症较久者可加入河车粉、寒水石、猪脊髓或猪脑髓,以及人参(党参)、白芍之类益气养阴。(《眼科名家临证精华》)

二十三、李全智谈视神经萎缩的证治

视神经萎缩属眼科重症,常导致严重视力损害甚至失明,本人临证治疗常从以下方面着手。

1. **除病因,驱邪务尽** 本病病因多端,可由视神经疾患演变而来,亦可继发于青光眼和其他视网膜疾病。先天禀赋不足、后天外伤跌仆、眶内颅内肿瘤压迫、中毒性弱视都是常见病因,虽致害不一,然皆不离"三因"之窠。见于外因者,多因热邪为患,或为阴伤液耗而累及肝肾,精血受损;或见于温热病后,热邪壅滞,目失荣养等。见于内因者,多为丧真损元、竭视苦思、劳形纵味、久患头风、素多哭泣、妇女经产损血等因,以致脏腑内损,精不上承。若前医用药猛浪,药不对证,或久用过用激素类药,药之寒凉滋腻,碍及脾胃,以致运化失健,脏腑津液不能禀受于脾。至于外伤损络,亦有风邪乘隙而入之弊,目中玄府因之闭塞,气液不得流通,神机难于转输,光线进入眼内后不能经目系变化映现于脑,目中神光亦难发越于外。故本病一经发,应积极治疗,既要驱除引起视神经萎缩的直接病因,亦要注意病变过程引起的病理变化,做到驱邪务尽。至于青光眼和肿瘤压迫,则应进行必要的手术。

2. **起沉疴,补用三法** 本病多迁延日久,总以虚证多见。故鼓舞正气,调和阴阳,促其萎缩神经复苏,实为治疗之要务。但临证对兼夹之血瘀、痰阻亦不可忽视,因气虚、肝虚、血亏均可致血脉运行不畅,而肝肾亏损又与心血不足互为因果,肾精亏损,无以转化为血,则心血随之亦虚,故《金匮要略》曰:"治虚劳当防其血有痹而不行之处。"本病若继发于热病之后,热邪煎熬津液、灼烁营血而生痰也是一个原因。故临证补虚的同时应将祛瘀化痰融于其中,后两法亦有寓通于补之意。

3. **开通玄府贯彻治疗始终** 玄府者,无物不有,乃气液血脉、营卫精神升降出入的道路门户。津液布散,神机运转,均赖玄府之通利,否则"出入废则神机化灭,升降息则气立危孤"。而气血津液耗伤,脏腑内损,则使玄府失养而衰竭,无以保持开张而闭合,这又会进一步加重脏腑的失养,造成愈郁愈虚的恶性循环。故开通玄府、疏其壅塞亦为治疗视神经萎缩的关键,临证若见清阳下陷,常于补气升阳方中加入葛根、蔓荆等祛风,配甘温之品可升发阳气,又可使玄府得开。而郁金、石菖蒲有解郁开窍、除痰祛瘀之功能,治脾虚肝郁方中可用。僵蚕、地龙具舒展神经之能,补益肝肾方中需加。全蝎、蜈蚣内而脏腑,外而经络,凡气血凝滞、玄府郁闭之处皆能开之,我于临床最喜应用,每以全蝎1～2 g或1条蜈蚣研末冲服,亦可单用全蝎。麝香用之得当效果更好,只是价高药缺,难于坚持。若兼气滞,香附、紫苏梗或青橘叶、郁金、木瓜用之皆有良效。

4. **针药并施**　针灸治疗眼病,早在《内经》就有记载。孙思邈云:"知针知药,固是良医。""汤药攻其内,针灸攻其外,则病无逃矣,方知针灸之功过半于汤药矣。"针刺治疗本病近年报道亦多,选穴以眼周穴为主,亦有选用头针视区或"颈三段""还睛"等经验穴的。除用毫针外,还有弯针接力法经络导平、氦氖激光针等,我每以主穴睛明、球后、健明交替使用,配穴选合谷、足三里。眼周穴得气后不提插捻转,但每隔3～5 min可轻弹针柄一次,远端穴用补法,对针刺眼区有畏惧感者和儿童患者可选用新明Ⅰ、Ⅱ交替应用。

5. **常用内服方**　清阳下陷用方:党参15 g,黄芪15 g,白芍6 g,升麻6 g,柴胡6 g,蔓荆子9 g,葛根9 g,黄柏6 g,陈皮9 g,川芎9 g,当归9 g。

脾虚肝郁用方:柴胡6 g,当归12 g,白芍15 g,茯苓12 g,白术9 g,薄荷6 g,菊花6 g,石菖蒲9 g,枸杞子9 g,丹参12。

肝肾亏损用方:生地12 g,当归9 g。(《眼科名家临证精华》)

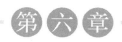

历 代 医 案

第一节 古代医案

一、《普济方》治障翳青盲案

羊肝丸治男女肝经不足,风热上攻,头目昏暗羞明,及障翳青盲。用黄连末一两,羊子肝一具,去膜,擂烂和丸梧子大。每食后暖浆水吞十四丸,连作五剂,瘥。昔崔承元活一死囚,囚后病死。一旦崔病内障,逾年半夜独坐,闻阶除间窸窣之声,问之。答曰:是昔蒙活之囚,今故报恩。遂告以此方而没。崔服之,不数月,眼复明。因传于世。(《普济方》引刘禹锡《传信方》)

二、《审视瑶函》治青盲内障案

张台卿常苦目暗,京师医者,令灸肝俞,遂转不见物。因得此方,眼目遂明。一男子内障,医治无效,因以余剂遗之。一夕,灯下语其家曰:适偶有所见,如隔门缝见火者。及旦视之,眼中翳膜俱裂如线。张云:此药(本事方)灵,勿妄与人,忽之则无验。予益信之,且欲广其传也。(《审视瑶函·青盲症》)

三、《串雅外编》治青盲医案

昔武胜军宋仲孚患此二十年,用此法二年,目明如故。青桑叶新研焙干,逐月按日就地烧存性,每以合子磁器内煎减二分,倾出澄清,温热洗目,至百度,屡试有验。(《串雅外编》卷四)

四、《续名医类案》张子和治女童暴盲案

张子和治女童目忽暴盲不见物。此相火也太阳,阳阴血气俱盛。乃刺其鼻中攒竹穴与顶前五穴,大出血,目立明。(《续名医类案》卷十七)

五、《续名医类案》针治青盲案

倪新溪母陶氏，哭子丧失明已十一年，忽一人踵门曰："吾能疗瞽。"时其孙上成均宗党会饯俱在。其人曰："诸君但小留此视之。"发囊出针，针其两目两眦，目顿能见物。抚其孙顶曰："吾久不睹汝，今成人矣。"新溪德之，手百金谢，其人不受而去。（《续名医类案》卷十七）

六、《奇症汇》治青盲内障案

己丑冬，有德青农人沈姓者，患目不见，已十年余矣。渠云：初患时，耳鸣如雷，每闻人语如在头顶之上。又两目闪闪然，见两火如豆大，闭目则目热，而耳鸣更甚。投清利之剂，所患虽平，而且全不见矣，凡遇医者俱曰：青盲内障，非针不明。今特访至此，叩请求治。予曰：内障一症，六因七情，皆能为害。今切汝脉，脉尚沉弦。汝症初起，良由肝胆湿火盛而上攻，故目生火而耳如雷鸣。凡耳中火攻甚则响如雷，如雷之响，中闻人语，每自觉在头顶之上时当用龙胆泻肝汤，泻火开郁，郁开则湿除，湿除则火全灭，自无内障之患也。乃但投凉剂，而不求其病之源，故脉尚如是。当先投加味逍遥散去白术，十剂，以除积久之郁热，使不致针后复蒙。服后用金针拨去其障，即睹物如故而愈。（《奇症汇》卷之一）

第二节　近现代医案

一、姚和清案

案1　患者顾某，男。

于1926年春得目疾，两眼失明，由家属陪同来治。其症状：外表无明显症状，病在瞳神，气色昏蒙，乃"青盲"重症。患者身体消瘦，精神萎靡，面色萎黄，语声不扬，且时作恶而呻吟。问其所苦，谓3个月前，突然得胃病，不能饮食，朝食暮吐，暮食朝吐，频频作恶。同时，还有头痛、眼痛的感觉，治疗无效。二个月前，又得眼病，初起仅为干涩昏花，以后逐渐昏暗，以致看不清东西。另经常便秘，今已1周无大便。视其舌脉，舌质红绛，脉大无力。此病属胃反之类,胃虚不能消谷,食物精微无法上达以荣目系,是以目病青盲不睹。治疗宜补虚安中,宗仲景法,处方为大半夏汤:党参15g,制半夏18g,白蜜60g(分冲)。

煎汤代茶,嘱频频饮服。果然,仅1剂,头痛、眼痛减轻,呕恶减少。5剂而头目疼痛全除,大便通畅,呕恶停止,胃纳渐佳,能思饮食,目病亦有转机,已能视物辨色,但较模糊。如此共治1个月,胃反先除,目视亦随之恢复正常,是年五十有二。十年之内,身体健康,常到我处,往来甚密。

越十五年春,顾君忽然感觉右眼流泪不止,求教于我。告之,此为上液之道不密。因泪为肝液,老年肝风内动,故有此患。看他面部不时抽搐,需防有中风之虞。果然,不到旬日,患者右眼不能闭合,右侧口眼歪斜,面额部麻木不知痛痒。我为他针地仓、颊车、瞳子髎、合谷穴,灸耳门穴,并投以养血祛风、舒经活络之剂,处方为大秦艽汤:

生地24g,熟地24g,炒白芍9g,当归9g,川芎3g,炒白术9g,茯苓9g,炙甘草3g,大秦艽12g,细辛1.5g,防风6g,独活6g,羌活6g,生石膏24g(先煎),黄芩6g,白芷6g。

共服半个月,口眼歪斜整复。过2月,日寇来沪,顾君因为营业萧条,事烦心躁,一日突然晕厥跌仆,不省人事,经家人扶起,虽然苏醒,但已半身不遂。当时,顾君为大成马房经理,该行主人邀洋医调治,2个月,未见起色。以后又请了很多医生医治,均无效验。当我知道此事,他已卧床将近1年,右侧瘫痪,不能举动,不知痛痒,僵卧床褥,不能翻身转侧,说话含糊,言语塞涩。吾以为其病属风痱,由营卫气虚,中于风邪所致。治疗以补虚搜风活络为主,处以小续命汤:

党参15g,炒白芍9g,川芎3g,炙甘草3g,黄芩6g,杏仁9g,防风6g,防己6g,麻黄3g,桂枝3g,淡附片3g。

服10剂后,患者说话比较清晰,手足麻木松动。又服10剂,精神大为好转,手足稍能举动。如此接连服了70余剂,患者能自行起床行动,身体完全恢复健康。

案2 李某,男,24岁,住宁波三观堂。

1920年因视物颠倒、头晕眼花,来我处求治。其症状:两眼眼内外轮廓无损,瞳神完好,唯目光短少,缺乏神气,病属"青盲"重候。问病情,则称得病将近一载,初起两眼稍感昏糊,以后逐渐加重,而且感觉物体振动。如头一摇动,则物体移动,好像倒置,再看则头晕眼花,一片漆黑。患者面色萎黄,鼻子发红,四肢皮肤干枯皱皴裂开,脉细数,舌质较红。推测其病为阴虚火旺。再问其有无不适,则告平日头晕较甚,遗精亦频,乃进一步提示病在肝肾。肾虚则精关不固,肝旺则相火内炽,遗精即由于此。《系辞》说:"燥万物者莫甚乎火。"阴虚火旺,水液于涸,不润周身,所以肌肤开裂皱皴;虚火上炎,故见鼻红赤;而眼病的发生,亦由于阴精虚弱,阳邪上干,气不正而阴阳反复的结果。治疗当壮水以制阳光,处以知柏地黄汤:

生地 24 g,山药 12 g,山茱萸 9 g,泽泻 9 g,茯苓 9 g,牡丹皮 9 g,知母 9 g,黄柏 9 g。

另吞:磁朱丸,共服 2 个月,其病若失。

案3

50 年前,岱山新道头汤悦卿之夫人夏凤仙于 30 岁时,因病头痛发热,日久波及双目,视物模糊,并进一步发展而致失明,眼前一片黑漆,不辨明暗。由宁波名医周歧隐介绍来我处治疗。其眼病症状,外表不显,瞳神亦无变化,病在瞳神之内,为"青盲重候"。患者舌质娇嫩水肿,色淡而苔薄白,脉大而无力。诉述平时有头晕目眩、心悸气短、纳少失眠、便难等症。推测其病由大病之后,心脾两虚,心血不足,不能上荣于目所致。盖高热伤阴,阴血亏损,无以养心,心为生血之本,主血脉,心虚则血脉运行不畅,不能上达于目以营养眼之瞳神内的组织,所以瞳神气色不华。且心主神明,眼之神光即由心气发出,心虚则神气出入通路受阻,光华不能发越,所以目暗失明。但是血液上行于诸经,必赖气为之统帅,脾为生血之源,人身之血,皆为脾所统摄。大凡心气不足,脾气必虚,虚则不能统血而行于目,所以发生以上病症。心为脾之母,母病亦传于子,子又能令母虚。心悸不寐,由于心虚;头晕纳少,短气倦怠,由于脾虚;大便不畅,亦为少血,气虚不能运转所致。治疗当着眼于滋补心脾,鼓动少火,使复行生气生血之令,而归明于目。初诊处方为炙甘草汤:

生地 24 g,麦冬 12 g,党参 12 g,炒枣仁 24 g,阿胶 9 g(烊冲),炙甘草 9 g,桂枝 3 g,红枣 10 枚,生姜 3 g。

继服处方为归脾汤:党参 9 g,炒白术 9 g,茯神 9 g,炙甘草 3 g,当归 9 g,黄芪 15 g,远志 6 g,炒酸枣仁 24 g,南木香 3 g,龙眼肉 4 枚,红枣 4 枚。

次予黄芪建中汤:黄芪 30 g,桂枝 3 g,炒白芍 9 g,炙甘草 3 g,红枣 4 枚,生姜 3 g,饴糖 3 匙(分冲)。

先后共服 2 个月,目光完全恢复。

案 4

1934 年我初到上海,有一位姓忻,50 岁左右的男性患者,因双目失明,陪来我处治疗。细察其两眼瞳神散大,明看暗看未见大小,两眼除了感到光的明暗外,其他一概无法辨识。两脉虚大无力,舌质娇嫩。面色萎黄,形体瘦弱,精神疲惫,皮肤干涩,推测其病,由于肾气衰败,虚劳至极。患者诉述得病将近一载,初起但见眼前黑影如纱遮睛,以后视物如糊,逐渐加重。于最近两月,才完全辨不清物体。平日自觉身体疲惫,腰酸背痛,头晕眼花。年轻时,很少疾病,但好近酒色,晚年也不知保养,所以多病。从患者所述,证明其病确由肾气亏损。因酒色过伤,肾精必然衰败,真元因而耗散。人生必赖气血精液,壮年气血完聚,精液充盈,虽伤而不为病。晚年气血大衰,复不知保养,宜乎百病蜂起。至于眼之瞳神属肾,由气所裹,肾气足则瞳神完聚,肾气衰败则瞳神散大。神光由精气所生,精竭则神亡,神光失于濡养,所以目失明而不睹。处方为益阴肾气汤:

生地 30 g,熟地 30 g,山药 12 g,牡丹皮 9 g,山茱萸 9 g,茯苓 9 g,泽泻 9 g,当归 9 g,柴胡 6 g,党参 9 g,五味子 3 g。

嘱长服不怠,或能奏效。患者连服 30 剂,目光未见明显进步,但告有新的收获,在其腰背肾俞部位原生有两个如皮球大的瘤子,自从服药后,瘤子逐渐缩小,现只有乒乓球样大小。此瘤子已生 23 年,当初,仅如豆粒大小,以后逐渐增大,请很多外科医生看后,有的认为需手术,有的认为不能手术,最后请外科专家牛惠生诊治,认为手术会有性命之忧。于是任其发展,年复一年,逐渐增大。此瘤没有多大痛苦,仅影响睡眠,不能仰卧,必须用枕头垫高头部、背部、臀部与足部,才能仰卧。诊瘤子生在两腰肾俞部位,按压感觉浮软,根蒂较深,推之不移,推测其病与肾有关。谅系房劳过度,气竭精伤,欲火消阴,真水耗散,内脏空疏,邪乘而气血乖乱,所以凝聚而结为瘤。前予益阴补气药而见效,更说明患者肾气衰败,所以嘱继续原方内服。如此,共治 4 个月,瘤先消散,目亦恢复视线。

案 5

林某住闸北宝昌路严家阁武林坊 7 号,其子于 1935 年 1 月间突患脑膜炎,愈后双目失明,口哑不能言语。于同年 4 月至我处治疗。据述此孩年仅 4 岁,

3个月前,因高热昏厥,两眼天吊,角弓反张,神志不清,至某医院急诊住院治疗,医生诊断为脑膜炎。经大力抢救,总算挽回生命,但就此两目不睹,口不能言。再转到眼科治疗,但阴看能大,阳看能小,病系"青盲"重候,治疗确感棘手。问其口哑情况,则称只能哭笑,其余又字不言。再问有否耳聋,则告以可能不聋,因在其背后,如果发出声响,他会回头。据此病情,诊为目盲、口哑都由脑膜炎高热后引起。病由外感六淫,邪郁化热,热极生风之故。因其侵犯心肝两经,所以发生昏迷而抽搐。因两脏经脉又与目系相连,少阴之别系舌本,高热伤阴,津液气血耗损,不能上荣空窍,因而目盲口哑。至于瞳神散大则由于气虚,因瞳神由气所裹,气聚则瞳神收敛,虚则瞳神散而不收。而声音之发,亦有赖于气。《素问·脉要精微论篇》云:"言而微,终日乃复言者,此夺气也。"故古人云,气为声音之门,然则气由肺所主,其化又赖之于精,而肾藏精,精化气,气化神,神全则目放明,气足则声音扬,故本病系由热极伤阴,阴精不足,无气以化,精气两亏所致。治疗应着眼于补益肺肾精气。先后予下列三方。

生脉散:党参 15 g,麦冬 24 g,五味子 3 g。

生脉六味汤:党参 15 g,麦冬 18 g,生地 24 g,山药 12 g,茯苓 9 g,泽泻 9 g,山茱萸 9 g,牡丹皮 9 g,五味子 3 g。

八珍汤:生地 24 g,炒白芍 9 g,当归 9 g,川芎 3 g,党参 15 g,炒白术 9 g,茯苓 9 g,炙甘草 3 g。

连续服 3 个多月,口先能言,以后目亦放光明。

案 6 郭某,汕头人,住福煦路多福里。

1940 年,时年 20 岁,突感两眼视物昏糊,眈眈不明,曾治无效,于半年后来到我处。当时两眼目光已相当减退,两眼外表完好,瞳神亦好,未见散大、缩小或者气色昏蒙,证属"视瞻昏渺"。需防进一步发展变为青盲。视其面色不华,形容憔悴,目眶黧黑,证属肾气大虚。问其平日所苦及有无遗精等,谓每日经常头晕眼花、耳鸣、腰酸背痛。遗精已 4 年,近年来几乎每夜遗精,而且多数是无梦而遗,在日间,见色即流,阴头寒,精自出,精神疲惫,眼花较甚。肾藏精,精为身之大本,脑为髓之海,瞳神为骨之精,精竭则髓损,髓损则脑空虚而目系随之得病,故而视物昏糊不明。切脉微细而迟,舌苔薄白而润,知其肾阳不固,当主以壮阳固涩。初诊处方为桂枝加龙骨牡蛎汤:

桂枝 3 g,生白芍 4.5 g,炙甘草 3 g,花龙骨 15 g(先煎),煅牡蛎 30 g(先煎),生姜 3 g,红枣 4 枚。

次以杨氏还少丹:熟地 24 g,山药 12 g,茯苓 9 g,山茱萸 9 g,肉苁蓉 9 g,楮实子 9 g,怀牛膝 9 g,杜仲 9 g,巴戟天 9 g,小茴香 3 g,枸杞子 12 g,远志 6 g,石菖蒲 3 g,五味子 3 g,红枣 4 枚。

再方为《金匮》肾气汤。三方先后内服达 3 个月,目视恢复,遗精亦愈。

案 7 患者盛某,宁波骆驼桥人。

于 1936 年得目疾,双目失明,特由香港来上海治疗。查其两眼,外表完好,并无特殊症状,瞳孔反应亦好。外眼无病,病在眼底,诊为青盲。患者身材魁伟,面色红润,但精神欠佳,呵欠连连。对话时,则答非所问。问其妻子,始知他在日间神志昏愦,呵欠连天,爱睡,有时睡到晚上,但一到晚间,则精神饱满,不想睡,爱吵爱闹,自言自语而语无伦次。如此日夜反常,已有 6 个多月。至于目病则得之于两个月前,自觉视物昏糊,以后逐渐加重以至于盲。在香港时,曾经内科、神经科、眼科治疗无效。到上海,很多医院亦认为难治。我对此病也感棘手,但想起日夜颠倒失于常态,是由魂魄受病所致,唯大惊大恐者有之。《灵枢·本神》说:"随神往来者谓之魂,并精而出入者谓之魄。"以魂为阳之精,气之灵。人身气为阳,血为阴,肝主血,内含阳气而藏魂,昼则魂游于目而为视,夜则魂归于肝而为寐。魄乃阴之精,形之灵,肺主气而藏魄,魄运则精气周布于肢体而知痛知痒,魂动则神气往来七窍,所以能视能叫。大致人一到晚间,魂魄各归其藏,所以安寐,不视不听,不知痛痒。而今魂魄受病,阴阳不交,神不归舍,所以至晚不寐,而日间则昏愦、神志不清。《素问·举痛论篇》云:"惊则气乱,恐则气下。"惊则心无所依,神无所归,虑无所定;恐则不能摄精,五脏受伤,故神离魂魄受病。眼之瞳神为先天真之水所化,全赖精气神包裹而能鉴,而今精气神受伤,瞳神失于营养而致视物不睹。因而问其妻,患者有否受过大惊大恐,其妻否认其事,使我百疑不解。次日,患者由其母陪伴来治。其母谓:1935 年秋,她与患者由上海乘轮赴香港,在途中,船上忽然失火,火势蔓延,迫近她们所住房间,母子两人惊慌失措,束手待毙,幸好大火被及时扑灭,乘客们均告无恙,但她儿子就此得病,神志反常,相当不安。到了香港,又发了几日高热,待热退,却得了日夜反常之病。在香港,曾请很多医生治疗,皆无效果。此后,有一位德国医生说此病是由于身体过于肥胖、血压过高之故。当时收缩压曾高至 200 mmHg,医生主张放血治疗。先后放血 3 次,收缩压下降至 180 mmHg,但病不仅没有好,反而增加了眼病。因在香港治疗无效,所以来到上海。据此知其病确由惊恐而起,乃应用镇心宁神、温胆养血之剂。《内经》云:"心者君主之官,神明出焉。胆者中正之官,决断出焉。"惊恐则心虚胆怯,魄魂散而不守。所以必须宁其心,壮其胆气,处方予温胆汤:

制半夏 9 g,陈皮 3 g,茯苓 9 g,生甘草 3 g,淡竹茹 12 g,炒枳壳 4.5 g,加琥珀 1.5 g(研冲),龙齿 30 g(先煎)。

初服 5 剂,已觉有效,继而予六君子汤:

党参 12 g,炒白术 12 g,茯苓 12 g,炙甘草 3 g,制半夏 12 g,陈皮 3 g,另吞朱砂安神丸。

再予人参养荣汤:党参 12 g,炒白术 12 g,茯苓 12 g,炙甘草 3 g,熟地 24 g,炒白芍 12 g,当归 12 g,生黄芪 40 g,陈皮 3 g,远志 6 g,五味子 3 g,肉桂 3 g(后下)。

归脾汤:党参 12 g,炒白术 12 g,茯神 12 g,炙甘草 3 g,归身 12 g,生黄芪 40 g,远志 6 g,南木香 6 g,炒枣仁 24 g,龙眼肉 4 枚等方。

先后共治 2 个月,精神症状先愈,随后目亦恢复光明。

案 8

1921 年 3 月,宁波中国银行经理舒某,家住宁波鼓楼。其女年甫 5 岁,在家嬉弄玩具,于不知不觉中,忽闻雷声霹雳,大骇惊恐,跌仆倒地,几乎不省人事。经救起苏醒,但发高热,神志不清,两目紧闭,不能张开。当时求治于宁波各大医院,历时半载,诸恙虽愈,但眼仍不能张开,且诉眼暗,见不到物体。同年深秋,才抱来我处诊治。其眼病情况:两眼外胞虚浮,眼内黑白两睛分明,惟瞳神漫散,见光毫无反应。诊其病为瞳神散大,属于青盲一类。得之于惊恐,胆肾受病,精气耗散所致。瞳神为胆肾精华所聚,由先天之气所在,后天之气所成。气裹瞳神,聚则瞳神收敛,散则瞳神开大。今因惊恐,魂魄游离,气血乖乱,气乱不能摄精,精气耗散,所以瞳神散大。加上惊则气乱,悸则血止,气血不能升运以养瞳神,所以失明不睹。提起眼睑紧闭不张,因气虚下陷。而今复见眼睑水肿,则系外感风邪。问之,其父谓眼胞水肿确系最后发生。于是先治标证,予清热祛风之剂,3 剂后,病孩眼睑水肿退去。次予温胆汤加琥珀。服半个月,眼能张大,而且亦见到物体,唯瞳神仍大。于是改用益阴肾气汤:

生地 24 g,熟地 24 g,山药 12 g,茯苓 9 g,泽泻 9 g,山茱萸 9 g,牡丹皮 9 g,

当归 9 g，柴胡 6 g，五味子 3 g。

共服 60 余剂，瞳神全部收敛，目亦重见光明。(《眼科名家姚和清学术经验集》)

二、张皆春案

案　龙某，男，24 岁，社员。

初诊(1974 年 5 月 6 日)　于 1 年前开始双眼视力逐步减退。初起曾到外地诊断为视神经炎，一直服用西药，不见好转，最近视物更加模糊，且感头晕耳鸣，左上肢麻木。检查，视力，右眼 0.02，左眼 0.08，神光细弱。眼底，双眼大致相同，视神经乳头边界不清，颞侧苍白，筛板不清，动脉细，静脉迂曲，黄斑部有少量白色渗出物，中心凹反射暗。脉弦细。此为青盲(双眼炎性视神经萎缩)。治以补肝四物汤加减：

当归、熟地、白芍各 9 g，川芎 3 g，枸杞子、炒酸枣仁各 9 g，牡丹皮 6 g，莲草 9 g。

服用 52 剂。

二诊(1974 年 7 月 4 日)　视力：右眼 0.2，左眼 0.5。眼底，乳头边缘不清，颞侧苍白，视网膜动脉较前充盈，余者同前。继服上方加：

黄芪 12 g，党参 9 g，甘草 3 g。

服用 70 剂。

三诊(1974 年 9 月 20 日)　双眼视力 0.7。眼底，乳头颞侧苍白，边界不清，黄斑中心凹反光清晰。嘱其再服上方，后未来诊。

【按】本例青盲，乃系肝血不足而致，用补肝四物汤加减，补养肝血，此是正治之法，后加黄芪、党参、甘草者，是取其补气生血之意，更增强了补血之力。(《张皆春眼科证治》)

三、路际平案

案　范县张某，男，34 岁。

初诊　因被伪军抓去数月，生活不节，受尽折磨，逃回终日杜门闷睡，至晚忽觉头沉目涩、视物昏花，来我处诊治。检查：视其目，瞳神不变，按其脉，他脉虚数，而尺部为甚，是知气血虚弱，而肾脏之水液不足。肾阴下降，虚火

上冲,以致视力减退,若不急治,变为内障,盲可立待。治法:将头维、攒竹略刺。嘱服青羊补肝汤。处方:

生地30g,菟丝子、沙苑子、枸杞子、苍术、云茯苓、楮实子各10g,柴胡6g,冬虫夏草3g。

羊肝水煎服10余剂。

二诊 头痛虽止,而视力依然。遂改为滋阴清热汤:

生地20g,熟地15g,知母、黄柏、麦冬、地骨皮、茯苓、菊花、蔓荆子、木贼、刺蒺藜、车前子各10g,甘草3g。

连服30余剂,昏花稍退,视力增长,但不能光明如初。

【按】 此案患者系劳役和思虑过度耗伤阴血,目失滋养,虚火上冲而致青盲。尺部脉虚为肾阴不足,数为虚火上炎,治宜补肾清火,路际平先刺头维、攒竹清火,服自拟青羊补肝汤以滋阴清热明目,该方滋补之功强而清热功小,服之虚火难降,故视力未增。后改用自拟滋明清热汤,与青羊补肝汤相比,本方滋阴药少,仅生地、熟地、麦冬等几味,而清热明目药众多,如知母、黄柏、地骨皮、木贼、刺蒺藜、菊花等近十味,连用30余剂,使虚热得清而视力增加。从此案更方看出,临证补泻,孰重孰轻,应细心权衡。(《眼科临症笔记》)

四、丁化民案

案 徐某,女,教员。

初诊(1974年10月5日) 自述两眼视力减退将近1年,经某医院诊为"双眼视神经萎缩"。现有视久疲劳,怕光,眼胀,身倦,食适,二便尚可。检查:视力:右眼0.4,耶格氏表4;左眼0.3,耶格氏表4,两眼眼底可见视乳头苍白,边缘清楚,视网膜血管较细,苔少,舌质红,脉滑细略数。证属肾阴亏虚,肝失所养,精血不能上荣养肝。益肾明方药:杞菊地黄汤加味。

枸杞子10g,菊花10g,生地12g,熟地12g,牡丹皮10g,山茱萸10g,茯苓12g,山药12g,泽泻6g,当归10g,白芍2g。

【按】 本案为肝肾阴虚,血脉失养,目络空虚所致青盲。病尚在发展过程中,若不急治,恐难免于失明。故以杞菊地黄丸加味,重用滋肾阴、养肝血之品,即"肝得血而能视"。治疗及时,又能坚持,是本证的关键问题。(《北京市老中医经验选编》)

五、刘佛刚案

案 胡某,男,8岁。

初诊(1975年5月) 患结核性脑膜炎,并发青盲。头痛目胀,双眼光感,瞳神呈淡青色,舌红苔少,脉细数。系精血亏损,玄府闭塞,目络失养。治宜滋阴清肝、补水涵木,用养阴复明汤加减:

当归,酒黄芩,熟地,麸炒枳壳,天冬,银柴胡,北五味子,生地,地骨皮,党参,生龟甲,生鳖甲,生牡蛎,伸筋草,钩藤,天麻,桑寄生,石决明。

10剂后,双眼视力上升为0.6,患儿可独自行走。五诊共服50剂后视力为0.3,再服《类证普济本事方》的羊肝丸巩固疗效。(《中医治疗视神经萎缩》)

六、陈达夫案

案 杜某,男,31岁。

5个月前,无明显原因,双目视物昏花,视力逐渐下降,仅觉右眼微胀。在某医院西医诊断为双目视神经乳头炎,继发性视神经萎缩。经注射维生素B$_{12}$及针灸治疗后,效果不显,要求服中药治疗。苔薄白,脉细弦有力,辨证为肝肾精血亏损,目失所养。处方:

楮实子、菟丝子各25 g,枸杞子20 g,茺蔚子18 g,寒水石、木瓜、紫河车粉、肉苁蓉各10 g(冲服),猪脊髓30 g,间加牛黄0.03 g(冲服)。

此方药服1个月,视力显著增进。

【按】患者病久脉细,当属肝肾精血亏损、目失所养,脉弦有力以及眼酸胀属火热之象。治宜滋养肝肾,泻热强阴,用陈氏自拟驻景丸加减方。该方是陈氏治内障眼病之祖方,在《眼科六经法要》中运用最广。方中楮实子及紫河车粉、猪脊髓补阴滋肾明目,寒水石兼清虚火,间隔服用牛黄加强清热泻火凉肝之功以明目,服用1个月,视力显著增进,诸症消失,疗效满意。(《眼科名家临证精华》)

七、刘季三案

案 刘某,男,13岁。

初诊(1963年9月11日) 患者于4个月前因流行性脑膜炎住院治疗。

住院后两眼视力呈进行性减退。出院后,体温持续于 37.5~37.9℃,胃纳不佳。眼科检查:视视力右侧 0.06,左侧 0.04,两眼红绿色盲,两眼光觉检查均为正常的 1/16,视野检查,发现右、左眼分别有 28°、30°的虚性中心暗点,视网膜中心动脉压:右眼 46/74 mmHg,左眼 48/74 mmHg。眼底检查,两眼视乳头均呈苍白色,边缘尚清楚生理性凹陷均未见扩大加深。诊断为视神经萎缩。此后虽用中西药物治疗 3 个月,但病情继续发展,且无光感已有 1 个月。初诊时,身体羸弱,面色㿠白,毛发不华,两目青盲,体乏无力舌质赤,舌苔薄白,脉象芤数。此系余热未清,气血亏虚,当首先清余热,用竹叶石膏汤加味。处方:

竹叶 9 g,生石膏 15 g,麦冬 12 g,大枣 5 枚,鲜石斛 9 g,生甘草 12 g。

水煎服。每日 1 剂。

二诊 服药 18 剂后,体温正常,食欲增加,舌质红润,脉弦。热象已退,以补气血为主。处方:

生黄芪 15 g,当归 12 g,党参 15 g,茯苓 12 g,生甘草 12 g,白芍 15 g,生地 18 g,川芎 15 g,鲜石斛 12 g,玉竹 15 g,黄精 15 g。

水煎服。每日 1 剂,早晚分服,每次冲服磁珠丸 4.5 g。

依上方加减服药 4 个月后,患者面色红润,饮食正常,身体恢复健康。视力检查,左眼 1.0,右眼 0.8。又服药 2 个月后,左眼视力 1.0,右眼视力 1.2。

【按】视神经萎缩,属于中医学的青盲证。《目经大成》:"青盲之证,起则不痛不痒,不红不肿,瞳孔不大不小,目内外并无翳障气色,俨然和好眼一般,只是不能睹物耳。"儿童在急性热病之后,余热未清可患此症。笔者见到刘季三治疗多例,颇有效验。刘季三认为大病之后,气血亏虚甚为明显但不宜首先单纯补益。若先行补益则病不能除,仅有敛邪之弊,应首先清除余热,余热除后,始可补益,本例先清后补,收效颇著。(《山东中医验案选》)

八、牟永昌案

案 刘某,女,8 岁,栖霞刘家庄人。

初诊(1958 年 8 月 10 日) 其父代述:患儿因索食不遂而哭闹,被其母掴一掌,其后发现患儿视力渐降,两眼看不见已有半年之久,经中西医治疗鲜效。及邀请永昌公诊治时,双目全盲,行动如一盲人,有响声或发搐搦。查患

儿营养中等,指纹风关青紫,脉弦细而数。处方:

牛黄 0.6 g,麝香 0.6 g,煅石决明 10 g,蝉蜕 10 g,镜砂 3 g,川大黄 1.5 g,甘草 6 g。

共研细末,分成 12 次服用,每日 2 次,白开水送服。本患者用 3 剂后即告痊愈。师孔圣枕中丹意为散,佐服六味地黄丸,乃愈后调理之用。

【按】本案患者之眼睛,外观无异常,惟见视力渐降,终致失明,故中医学称之为"青盲"。因 20 世纪 50 年代,县医院眼科诊断技术较差,故无明确的西医诊断。《诸病源候论》云:"青盲者,谓眼本无异,瞳子黑白分明,只不见物其发病之状及因。"《证治准绳》记云:"青盲,目内外并无障翳气色等病,只自不见者是。乃元府幽邃之源郁遏,不得发此灵明耳。其因有二:一曰神失,二曰胆涩。须询其为病之始。"对此病之治,且有实践之验:"若伤于七情则伤于神,若伤于精血则损于胆,皆不易治,而失神者尤难。有能保真致虚,抱元守一者,屡有不治而愈。"此案乃因惊恐而发,乃"伤神""损胆"之证也。虽古医云"皆不易治",然永昌公匠心独具,以 3 剂"麝香牛黄蝉蜕散"调治,而收卓功。《灵枢·大惑论》云:"目者,五脏六腑之精也,营卫魂魄之所常营也,神气之所生也。故神劳则魂散,志意乱。"《素问·脉要精微论篇》云:"夫精明者,所以视万物,别黑白,审短长。"《灵枢·本神》云:"肝藏血,血舍魂。""胆者,中正之官,决断出焉。"此案患儿所愿不遂,复因惊恐则致,因"伤于神""损于胆",而"神失""胆涩"。因肝失藏血,胆失决断,而"五脏六腑之精"耗,"营卫魂魄之所常营"失司,则目"只不见物"也。时因惊而发搐搦之候,亦"神失""胆涩"之因也。脉弦细而数乃火郁之候也。宗《内经》"火郁发之",故方中主以牛黄、麝香,开窍醒神,通经达络,以开"元府幽邃之源郁遏",则神复、胆壮。镜砂又名镜面砂,乃朱砂之良者。《本草求真》云:"体阳性阴,外显丹色,内含真汞,不热而寒,离中有坎也;不苦而甘,火中有土也。"入心解热而神安魄定,用为辅药。目窍郁遏,郁久化火,故佐以蝉蜕,甘寒清热,轻浮宣散,清肝胆之火;石决明咸寒,入肝经,清头目,为青盲、雀目、翳障必用之药;大黄酒制,借酒力引领清热之药上行头目,复导热邪下行,从大肠而解,此乃始升复降之理;使以甘草,调和药性,兼以清热解毒。于是"火郁"得发,"神失""胆涩"之候得解。由于人体内有行营卫、运气血的"自调功能",待"元府幽邃之源郁遏"之因得解,自然病愈。(《牟永昌诊籍纂论》)

九、陈明五案

案 胡某,男,35 岁。

初诊(1958 年 5 月 15 日) 双眼视物有黑影 1 年多。患者自 1956 年发生眼病,初感右眼干涩,视物不清,以后左眼亦相继发生。经济南市某院眼科检查诊断为视神经萎缩,虽经治疗半年,但收效慢。现仍常感眼涩,视物时眼前有黄色暗影一片,横长形,上下方较薄,视物模糊不清且伴有头晕,腰酸体倦纳差,口干等症。患者已年余不能坚持正常工作。检查:视力双眼 0.02,白睛黑睛均未见异常。瞳孔略呈混浊,舌质淡苔白,脉象沉细无力。诊断为青盲。治则:补虚养血,滋阴明目。处方:

当归 10 g,灼白芍 10 g,熟地 10 g,川芎 3 g,玄参 12 g,天花粉 10 g,牡丹皮 10 g,五味子 3 g,楮实子 12 g,车前子 10 g,桑白皮 10 g,细辛 2 g。

水煎服。上方服 7 剂,干涩已轻,眼前黄色阴影见薄,已变为圆形,视力逐渐提高。

二诊(1958 年 5 月 22 日) 以原方为基础,先后加入草决明 15 g、煅花蕊石 5 g、石决明 12 g、明天麻 5 g 等。

三诊(1958 年 6 月 30 日) 又服 40 剂,自觉症状已基本消失,眼前黄色阴影变淡,中间已透明,视力大见提高,已能上班工作,改用下方继服。处方:

当归 10 g,炒白芍 10 g,生地、熟地各 10 g,五味子 3 g,车前子 10 g,桑白皮 10 g,牡丹皮 6 g,楮实子 12 g,石决明 10 g,煅磁石 3 g,狗脊 10 g,菟丝子 10 g。

水煎服。上方又服 30 余剂,眼前黄色阴影已没,自觉症状均已消失,视力右眼 0.5,左眼 1.0,遂停汤剂,继服六味地黄丸加以巩固。

【按】 本例为肝肾两亏,目失滋荣,故用四物养肝血;玄参、天花粉、五味子滋阴液;配以楮实子、草决明、车前子等明目之品。因病程较长,病至后期不独阴虚,肾阳亦虚,遂酌加狗脊、菟丝子等温补肾阳之品。(《诊籍续焰·山东中医验案选》)

十、路志正案

现代医学中之高血压动脉硬化所致的眼底出血症似属中医学眼科中"云

雾移睛""青盲""暴盲"等范畴。在临床辨证论治中,多以肝肾阴虚、精血暗耗、脏腑精华不能上荣于目,或卒然忿怒,肝气上逆,气血郁闭,精明失用者为多见,而水亏火炽,痰火灼伤清窍阴络而致者亦偶见之。

余临床 40 余年,虽以内科为主,然对《审视瑶函》《银海精微》等眼科书籍,亦常涉猎研索。凡遇目疾,除按五轮八廓辨证外,但从内科角度论治,偶可收到事半功倍之效。现举例,以窥一斑。

曾治一女性,48 岁,已婚。

初诊(1984 年 3 月 12 日)　患高血压 10 余年,血压常波动在 180～170/120～110 mmHg,禀性刚直而急躁。1969 年 7 月,因高血压、头晕、头胀、恶心、左眼突然失明而被某医院诊为:左眼底颞下分支静脉阻塞,水肿,出血,治疗 3 个月痊愈出院。之后血压仍时有升高,头胀而晕。1980 年初,始感头晕目涩,疲乏思睡,午后潮热,腰酸腿软,步履不稳。月经能按期而至,但量少色淡。1983 年 7 月 3 日,正值终行之时,左眼突然视物不明,昏渺,蒙昧不清,肢体拘急,经水亦随之而闭,兼有咳嗽气急、胸闷憋气,咳吐大量白黏痰,遂入某医院住院治疗。确诊为:高血压、左眼底视网膜动脉硬化、玻璃体积血。住院 4 月余,症情时轻时重。经水虽闭,而每值经期前后,则眼底出血,已形成周期规律。视力减退日益加重,终于 11 月 28 日时症见头晕耳鸣,两目干涩,夜寐多梦,心悸健忘,烦躁易怒,兼有咳嗽气急、胸闷憋气,痰多而稠,黄白相间,夜间尤甚,口干苦而不欲饮,纳少脘闷,便秘溲黄。观其人,形体消瘦,两颧浮红,精神萎靡,惊恐不安。视其舌,体瘦,边有齿痕,舌红略绛,舌苔薄黄少津。切其脉,弦细小数,沉取无力。读其病案,前医多以清肝泻火、凉血止血和补益心脾、养血止血、宁心安神等法为治。患者主动出院。于 1984 年 3 月 12 日延余诊治。

综观脉症,审证论因,本病当与肝肾密切相关。患者年已 48 岁,将近"七七",冲任脉衰,天癸将竭,又值经行之时,来势较缓,视力逐渐减退,延续四月余,方致失明,当属虚证,病为青盲。因肝阳素亢,阴血暗耗;肝阴不足,久必下汲肾水,则肾水亦亏;水亏则火旺,火旺则浮阳上扰,损伤血络。而肺为肾之母,有制肝之能,今水亏火炽,上炎灼肺,炼津成痰,致肺阴伤而燥生。金燥则清肃不行,而不能制形,反为肝所侮,又形成木火刑金之势。四诊合参,证属水亏火炽,痰火上壅,虚实夹杂之候。治宜滋水降火,清金化痰,标本同治。

处方：

桑叶 9 g,炙枇杷叶 12 g,川贝母 10 g,黛蛤散 9 g(布包),沙参 15 g,白芍 15 g,制何首乌 12 g,枸杞子 10 g,熟地炭 10 g,墨旱莲 12 g,大蓟、小蓟各 12 g,苏子霜 9 g,黄芩 9 g。

12 剂。

二诊(1984 年 3 月 28 日)　头晕耳鸣消失,夜寐转安,咳嗽明显减轻,痰少而黏,纳谷见增,大便略秘,左眼视力光感明显。舌红略暗,苔薄少津,脉来弦细而数。证有好转之机,遂去黄芩之苦寒,以免过用化燥,去苏子霜之辛温而降,以免伤阴,加三七粉 3 g,以祛瘀生新,宣通清窍脉络之瘀。

三诊(1984 年 5 月 3 日)　以上方进退化裁,迭进 20 余剂,诸证悉除,左眼视力恢复到 1.0,唯纳谷欠馨,舌质淡红,苔薄白,脉沉细而略数。标证已除,治宜缓图,拟健脾益肾之法。予参苓白术散健脾助运,培土生金,以益气血生化之源;予杞菊地黄滋阴敛阳,俾水木相生,肝血得养。

1886 年 1 月 2 日随访,患者自诉:1984 年 10 月开始上班以来,眼底出血未再发作,精力充沛,眠食俱佳,二便自调。半个月前曾到北京同仁医院眼科检查:右眼视力 1.5,左眼视力 1.0,玻璃体混浊,视乳头模糊可见。

【按】本例眼底周期性出血 8 月余,似为医家所少见。在中医学文献中,虽无此病名,但根据临床症状,与经行衄血颇为相似。经行衄血以鼻衄为多见,齿衄次之,眼衄尤次之。其中眼衄表现于白睛溢血者较多,即西医学中之球结合膜下出血,当属血灌瞳神范畴。肝开窍于目,瞳神属肾,肝肾同源,而肝又为女子之先天。本患者年近半百,冲任脉衰,血海空虚,肾水不足,阴虚火旺,故每逢经期,则冲任之气必随虚火而上炎,热伤血络则血外溢,致眼底出血,随经期而周期性发作。(《路志正医林集腋》)

十一、庞赞襄案

案1　甄某,男,9 岁。

初诊(1981 年 8 月 23 日)　其父代诉:患儿于 1981 年 7 月 23 日突患结核性脑炎,在省某院住院治疗 1 个月。现双眼失明,耳聋,失语,大小便失禁。检查:双眼远视力无光感。眼底:双眼视盘边界清,色淡白,动脉稍细。诊断:双眼小儿青盲(双眼视神经萎缩)。处方:

当归10g,白芍10g,白术10g,茯苓10g,麦冬10g,陈皮10g,生地12g,枸杞子12g,石决明12g,牡丹皮6g,银柴胡6g,五味子5g,槟榔5g,莲子心3g。

水煎服,每日1剂。

检查:双眼远视力在1m处可以看见针灸针,聋哑已愈,左手腿活动较右手腿略差。以后间断服药1年,1986年2月22日追踪观察,检查:双眼远视力0.2。双眼眼底视盘边界清,色淡白。另外,说话、四肢活动基本正常,仅左手握力稍差,有时口角稍显斜。处方:

五味子30g,天冬30g,草决明30g,枸杞子30g,麦冬30g。

每次各用1g,用开水泡,代茶饮,每日饮6次,以巩固疗效。

【按】本案应用逍遥散加减治疗,患儿因脑炎高热所致失明,多为肝经郁热,玄府郁闭,脉络郁阳,致邪伤耗阴液。故以当归、白芍补血养肝;银柴胡疏肝解郁;白术、茯苓、陈皮、莲子心、槟榔、甘草健脾益气,麦冬、生地、枸杞子、石决明、五味子大养肝阴,清解郁执。牡丹皮清退虚热,开通玄府。后以滋阴解郁明目之品善后,坚持服药,取得效果。

案2 朱某,男44岁,工程师。

初诊(1982年10月15日) 主诉:双眼视物不清1年,在北京某院诊为双眼视神经萎缩。检查:远视力右眼0.01,左眼0.4。眼底,双眼视盘边界清,颞侧色淡,黄斑区发暗,中心凹反射不见。舌润苔白,脉沉弦稍数。诊断:双眼青盲(双眼视神经萎缩)。处方:

党参10g,白术10g,茯苓10g,当归10g,陈皮10g,银柴胡10g,枳壳10g,槟榔10g,麦冬10g,枸杞子10g,附子10g,川芎5g,升麻5g,丹参12g,五味子6g,甘草3g。

水煎服,每日1剂。

前方服至10月21日,前方加蝉蜕10g,木贼10g。

二诊(1983年2月2日) 检查视力右眼0.02,左眼0.7。处方:

熟地12g,枸杞子12g,山药10g,茯苓10g,五味子10g,当归10g,白芍10g,白术10g,麦冬10g,陈皮10g,丹参10g,泽泻5g,附子5g,肉桂3g,川芎3g,甘草3g,天冬6g。

水煎服。

三诊（1983 年 6 月 9 日）　检查：远视力右眼 0.1，左眼 0.8；近视力右眼 0.1，左眼 1.0。舌润少苔，脉沉弦细。处方：

党参 10 g，白术 10 g，茯苓 10 g，当归 10 g，熟地 10 g，银柴胡 10 g，羌活 10 g，防风 10 g，蝉蜕 10 g，木贼 10 g，枸杞子 10 g，丹参 10 g，陈皮 10 g，麦冬 10 g，麻黄 5 g，枳壳 5 g，水蛭 3 g，甘草 3 g。

水煎服。

四诊（1983 年 6 月 20 日）　前方加天冬 10 g，牡丹皮 10 g。

于 7 月 1 日收住院，前方加酸枣仁 12 g。9 月 29 日检查远视力右眼 0.7，左眼 1.2。10 月 22 日出院远视力右眼 0.8，左眼 1.5。观察 3 年视力巩固。

【按】本案即是补虚与解郁，开通玄府的典型一例。虚有阴虚和气虚这两个方面，尤其本病患者为脑力劳动者，肾阴虚损较甚，这与平素体质有关。气虚多为病久气致。故病程日久，需用补虚与开郁并用，在补虚的同时注意解郁，所用麻黄、肉桂、附子等辛通玄府；麻黄、水蛭、木贼、蝉蜕、羌活、防风、柴胡解郁散结；麻黄与水蛭可开郁，通玄府；病情比较轻时，可用蝉蜕、木贼、羌活、防风即可解郁，开通玄府；玄府郁时，非用麻黄辛通较务猛，水蛭破瘀通络之品解玄府之郁；郁结得解，脉络通畅，酌情选用滋养肝肾阴之品，以解郁明目。

案 3　李某，男，22 岁。

初诊（1987 年 8 月 31 日）　主诉：双眼视物不清 2 年，现视力继续下降，眼睛干痛，头痛，口渴欲饮，胸闷纳少，便润。检查：远视力右眼 0.01，左眼 0.02。眼底，双眼视盘边界清，色泽苍白，黄斑区有色素沉着，中心凹反射不清。舌尖赤无苔，脉弦数。诊断：视力双眼青盲（双眼视神经萎缩）。处方：

当归 10 g，赤芍 10 g，茯苓 10 g，白术 10 g，丹参 10 g，白芍 10 g，银柴胡 10 g，麦冬 10 g，天冬 10 g，枸杞子 10 g，生地 6 g，五味子 6 g，陈皮 6 g，甘草 3 g。

水煎服，每日 1 剂。

用此方服至 12 月 6 日，检查远视力右眼 0.8，左眼 0.4，效不更方，继服。1988 年 4 月 26 日复查远视力右眼 0.9，左眼 0.6，眼底同前。坚持服药，9 月 1 日检查远视力右眼 1.5，左眼 1.2，双眼近视力 1.2，愈后观察 3 年，视力巩固。

【按】疏肝解郁生津汤是治疗视神经萎缩的常用经验方剂，此方是由逍遥散加减化裁而成,使用本方应强调指出:注意用甘寒和甘凉之品,苦寒之品尽量不用,以防苦寒伤阴。另外,用麦冬、五味子酸甘化阴,用五味子配甘草亦取同样效果。除此之外,以疏肝解郁,开通玄府,发散郁结,疏通脉络为主。

案4 郝某,女,27岁。

初诊(1988年6月15日) 主诉:双眼视物不清。视力下降1年半。现胃纳呆佳,体倦乏力,心悸,头晕。检查:远视力右眼0.03,左眼0.02。眼底,双眼视盘边界清。色泽苍白、动脉稍细,黄斑区发暗、中心凹反射不见。舌质淡苔薄白,脉沉细无力。诊断:双眼青盲(双眼视神经萎缩)。处方:

党参10g,黄芪10g,白术10g,当归10g,茯神10g,女贞子10g,枸杞子10g,熟地10g,远志10g,炒酸枣仁10g,升麻5g,五味子5g,银柴胡5g,木香5g,甘草3g。

水煎服,每日1剂。

前方服药86剂,检查远视力右眼0.1,左眼0.08,胃纳尚可,脉沉细无力,配合针刺治疗,继服205剂,检查双眼远视力1.2,近视力1.2,观察3年视力巩固。

【按】 本案所用归脾汤加减,以党参、黄芪、白术、甘草健脾益气;当归、茯神、远志、炒酸枣仁养血补心安神;木香理气醒脾,使补而不滞,升麻、银柴胡疏肝解郁,开通玄府,发散郁结;女贞子、枸杞子、熟地、五味子养肝阴补血明目,治疗心悸、头晕,效果较佳。有时配用大枣、生姜调和脾胃,养心与健脾并重,气血双补,解郁明目。

案5 刘某,男,30岁。

初诊(1987年6月26日) 主诉:双视物不清、视力下降2年。检查:远视力右眼0.03,左眼0.04。眼底,双眼视盘边界清,色泽苍白,动脉细,黄斑区发暗,中心凹反射不见。舌质绛无苔,脉沉尺弱。诊断:双眼青盲(双眼视神经萎缩)。处方:

荆芥10g,防风10g,当归10g,白芍10g,茯苓10g,白术10g,丹参10g,赤芍10g,银柴胡10g,熟地10g,山药10g,枸杞子10g,焦曲10g,菟丝子10g,升麻6g,五味子6g,甘草3g。

水煎服,每日1剂。

前方服至9月7日,检查远视力右眼0.08,左眼0.09,患者主诉头沉,眼胀。脉沉无力,前方加蔓荆子 10 g、川芎 3 g。10 月 26 日复查远视力右眼 0.1,左眼 0.1,近视力右眼 0.2,左眼 0.2,效不更方。12 月 10 日检查:右眼远视力 0.3,左眼 0.2,近视力右眼 0.6,左 0.6,前方继服。1988 年 3 月 16 日检查:远视力右眼 1.0,左眼 1.0,近视力右眼 1.2,左眼 1.5,嘱其再服 30 剂,以巩固疗效。

【按】本案所用疏肝解郁益阴汤是治疗诸种眼底病的良方,该方是以逍遥散、六味地黄汤、磁朱丸三方加减而成。本例方中以荆芥、防风发散郁结;银柴胡、升麻疏肝解郁,开通玄府;当归、白芍、茯苓、白术、山药、焦曲健脾滋气,养而解郁;丹参、赤芍活血通络;枸杞子、菟丝子、熟地、五味子养阴明目;甘草调和诸药。

案 6 李某,男,20 岁,工人。

初诊(1987 年 6 月 24 日) 主诉:双眼视物不清 1 年余。检查:远视力右眼 0.3,左眼 0.1;近视力右眼 0.3,左眼 0.1。眼底,双眼视盘边界清,色泽淡白,血管走行正常,黄斑区污秽,中心凹反射不见。舌质淡红,苔薄白。脉沉细。诊断:双眼视瞻昏泄(双眼视神经萎缩)。处方:

党参 10 g,茯苓 10 g,白术 10 g,当归 10 g,麦冬 10 g,枸杞子 10 g,柴胡 10 g,陈皮 10 g,丹参 10 g,赤芍 10 g,槟榔 10 g,升麻 5 g,枳壳 5 g,甘草 3 g。

水煎服,每日 1 剂。

住院后每日 1 剂中药,辅以针刺治疗。1987 年 8 月 11 日,检查远视力右眼 1.0,左眼 0.3,出院继服前方。1987 年 10 月 26 日来信云:在当地医院眼科检查远视力右眼 1.5,左眼 1.0,近视力右眼 1.0,左眼 1.0,信访观察 4 年视力巩固。

【按】本病多因肝经郁热,气血亏损,脉络失畅,玄府郁闭所致。故治疗以补气养血,破瘀通络为法。本类型患者多是久治不愈,而全身无明显症状。在临床上通过反复验证,本方针对虚与郁并见。其法是补虚与开郁并用,据其见症可作加减。补气养血解郁汤是在补气和养血基础上,启闭玄府,解郁散结。方中党参、白术、茯苓、陈皮、甘草健脾益气;当归、麦冬、枸杞子滋阴养血,开玄府使物可升降;柴胡、升麻、丹参、赤芍疏肝解郁,开通玄府;枳壳、槟榔理气和胃,资生化之源。〔张彬,庞荣,贾海波,等. 庞赞襄教授辨证治疗视神经萎缩的经验[C]//中华中医药学会. 世界中医药学会联合会第二届眼科

年会,2011.〕

十二、姚芳蔚案

案 1 周某,女,56 岁。

初诊 右眼失明年余,左眼近 4 个月来亦较模糊。半年前发现患垂体瘤而经手术,因瘤较大,未彻底根除,现在仍在继续化疗,头晕,胃呆纳少,神疲体倦,动则短气,心悸失眠,四肢乏力,舌淡,脉细弱。检查:视力,右眼眼前数指,左眼 0.2/0,加镜无进步;双眼外眼阴性;眼底,视盘色泽偏淡,以右眼为甚;视网膜血管较细,黄斑中心凹反射不明显。诊断:双眼视神经萎缩。辨证:心脾气虚。治则:健脾益气,养血安神,佐以化瘀消肿。处方:

党参 15 g,炒白术 12 g,茯苓 12 g,炙甘草 6 g,陈皮 6 g,当归 12 g,黄芪 30 g,砂仁 29 g(后下),炒酸枣仁 24 g,蜀羊泉 30 g,重楼 30 g。

7 剂。同时配合针刺。

上方服 7 剂,自觉精神好转,胃纳转佳,继续原方增减,共服 1 个月,头晕等体征基本消失,检查视力,右 0.08,左 0.4。于是再予中药并针刺,又治 1 个月,视力:右 0.1,左 0.8。此后,单服中药调治 2 个月,视力右 0.1,左 1.0。乃终止治疗,随访 3 年,视力稳定。

【按】脾为后天之本,气血生化之源。脾虚则脏腑失养,五脏六腑上注于目之精气不足,目系失养,神光涣散。故以益气健脾,培土生源为主要治法,使脾气健旺,精气上注,眼目得养,目视精明。

案 2 陈某,女,25 岁。

初诊 主诉双眼得病 6 年,视力逐渐模糊,多处治疗,诊为球后视神经炎,曾用激素、抗生素及神经营养药、血管扩张药等皆无效,又服过中药及杞菊地黄丸,做过体外反搏等亦无明显效果。现头晕,耳鸣,舌淡赤,脉细。检查:双眼视力,远 0.2,近 0.2,检影有一1.5 球镜度数(DS)近视,但加镜无进步;双眼外眼阴性;瞳孔对光反应存在,但持续强光照射下,瞳孔不能持久缩小,反而逐渐扩大;眼底:视盘颞侧苍白;图像视觉诱发电位(P-VEP)检查,双眼潜伏期时间延迟,振幅下降;视野检查,有 5° 比较中心暗点。诊断:双眼视神经萎缩。辨证:肝肾二亏。治则:滋补肝肾。处方:

党参 10 g,麦冬 12 g,熟地 24 g,山药 12 g,山茱萸 10 g,丹参 15 g,枸杞子

15 g,五味子 3 g,茯苓 10 g,泽泻 10 g,牡丹皮 10 g。

7 剂。同时,球后注射通窍活血注射液,隔日 1 次,每次 0.5 mL,双眼同时进行。

经用上法治疗 2 周,双眼视力为 0.3/0.6,加片无进步。继续治疗 2 周,双眼远视力仍为 0.3,但近视力增至 1.0,同时加镜-1.5DS-0.7。嗣后继续用药,1 个月后复查,双眼远视力为 0.4,近视力为 1.2,加镜-1.0DS01.0;瞳孔直接与间接光反应良好;眼底,视盘颞侧仍苍白,黄斑中心凹反射存在;视野检查,中心暗点消失;P-VEP 检查属正常范围。于是停止治疗,2 年后随访,视力稳定。

【按】肝开窍于目,肾主藏精,瞳神属肾,肝肾亏虚,精气不足以上承于目,目系失养,神光衰微,视力渐降。以杞菊地黄丸滋养肝肾,久病多瘀,加丹参活血化瘀,使玄府通利,气机升降自如,精血上承;党参、麦冬、五味子益气健脾,生津益阴,益肺脾而补肾,且五味子能收敛神光而明目。(《眼科病名家医案·妙方解析》)

十三、夏氏案

案1 梁某,男,3 岁。

初诊(1957 年 4 月 1 日) 其母代诉:其子患麻疹后 20 余日,忽得惊风症,高热抽搐,角弓反张,不省人事,随即双目失明,经医院治疗,高热已退,抽搐痉愈,但仍看不见,两腿不便行走,有时仍热,经某医院眼科检查,系脑膜炎后遗症,双眼视神经萎缩,纳呆,小便略黄,大便略干。检查:双眼外眼无异常,金井不大不小,瞳孔对光反射正常,视物不见,无光感。下肢痿软无力,营养中等,舌边尖略红,苔薄白黄,脉数。诊断:双眼青盲(视神经萎缩)。治疗:以疏肝解郁汤加减。

15 剂,每日 1 剂,水煎服。

视物乃见,又加减 5 剂,每日 1 剂,水煎服。视力分渐增,唯发现时有鼻衄现象,仍时有发热,两下肢如前,上方加减 14 剂,每日 1 剂,水煎服。配合针刺,鼻衄发热等痊愈,双目视力大增,眼底恢复正常,即停止病服药。

案2 王某,女,25 岁。

初诊(1986 年 4 月 12 日) 主诉:自己生一男孩后第三日双眼视力急剧

下降,经省级某医院诊为双眼视神经萎缩,治疗半个多月未见明显好转,求中医治疗。纳呆,大便干且 2～3 日 1 行。肢体困倦、少气、无力、头晕。检查:右眼视力 0.2,左眼视力 0.2。双眼结膜无充血,角膜清亮,瞳孔圆,约 5 mm,对光反射迟钝,虹膜(－),晶状体(－),玻璃体(－),视乳头颞侧颜色正常偏淡,余未见异常。面色少华,爪甲色淡。舌淡、苔白,脉沉细无力。诊断:双眼青盲(视神经萎缩)。治疗:以炙黄芪汤中炙黄芪、潞党参各加 5 g,全当归加至 12 g。

7 剂,每日 1 剂,水煎服。适当增加营养。

二诊(1986 年 4 月 20 日) 主诉服前方后视物仍模糊,全身各情况基本同前。检查眼部与舌脉大致同前。上方加减,7 剂,每日 1 剂,水煎服。

三诊(1986 年 4 月 27 日) 主诉服前方后,全身症状好转,纳可。大便略干,1～2 日 1 行。视物较前清楚。检查右眼视力 0.4,左眼视力 0.4。眼底基本如前。舌淡、苔薄白,脉沉细。

四诊、五诊、六诊视力不断提高,身体逐渐康复,原方先后加减 20 剂,每日 1 剂,水煎服。视力恢复至 1.0,视乳头颜色正常,身体基本康复,奶水充足。

【按】 小儿患本病的原因多数为病后热留经络,壅塞玄府,精华不能上荣于目,加之气血亏损,用疏肝清热、开郁养血、滋阴安神为治疗方法,临床上针药合用,以药为主,以针为辅。忌食辛辣生冷食物,注意防止感冒与惊恐急躁等。疏肝解郁汤适合于热病所致的青盲。妇女产后患此病多因气血亏虚,不能上荣于目,神光不能发越所至。炙黄芪汤适合于气血不足所致的视神经萎缩。西医学认为本病发生的原因比较复杂,如视网膜动、静脉阻塞、视神经炎、眼内炎、梅毒、脑肿瘤、烟酒中毒、糖尿病、外伤、青光眼和遗传变性。(《五轮临床夏氏眼科验录》)

十四、韦玉英案

案 1 某,男,4 岁。

初诊 某医院会诊病症,双耳失聪,口噤,下肢屈伸不利。脉弦细,舌稍红。检查:双眼视力无光感,瞳神对光反应存在。诊断:双眼青盲(皮质盲)。辨证:温热病后高热亡阴,阴伤血亦伤。肝血不足,血不养,筋不灵,抽搐。

伤络受阻,清窍失养而双目青盲,双耳失聪。热邪蒙蔽,宜用疏肝解郁,养血活络,芳香开窍之品。方用丹栀逍遥散加:鸡血藤、菊花、枸杞子、石菖蒲。

水煎分3次温服。21剂。

进药后语言、听觉、视力接近正常。脉稍数,舌质正常,舌苔薄白。检查:双眼一尺半举例从桌上捡去3 mm大红色小珠。眼底正常。脉细数,舌稍红。原方10剂,隔日1剂,加服健步潜丸20丸,每日1丸,以巩固疗效。

【按】 本案为温病高热灼伤肝阴,脉络阻塞,目络失养,而致青盲。用温病后期治疗法,养血柔肝,芳香开窍,入络搜邪。以逍遥散加石菖蒲、杭菊花明目开窍,加枸杞子、鸡血藤活血养肝。服21剂,语言、听觉、视力都显见恢复,继以虎潜丸巩固疗效。〔韦玉英. 治疗小儿皮质盲之浅见[J]. 北京中医,1984(2):35-36.〕

案2 张某,男,1岁半。

初诊(1959年2月6日) 其母代诉:患儿双眼失明18个月。病史:患儿出生后双眼不追灯光,不会笑,1岁时不能站立,经常腹泻,某院神经科诊断为大脑发育不全,经几所医院治疗无效。检查:双眼无光感,虹膜缺乏色素,眼底视神经乳头苍白,无病理陷凹,视网膜呈白化病状,隐可透见白色巩膜。眼球水平震颤,面色苍白,头不能竖,形体枯瘦,下肢痿软,脉沉细,指纹淡,舌质淡红体胖。诊断:双眼小儿青盲(先天性视神经萎缩)。辨证:患儿出生后双目失明,为先天不足之症。以后喂养失当,经常腹泻,又属脾虚中气不足,脾虚则五脏皆失所司,故不能运精归明于目,肢体痿软不能站立。立法:益气健脾,兼补肝肾。投补中益气汤化裁。

党参6 g,白术6 g(炒),当归6 g,枸杞子6 g,菊花6 g,柴胡3 g,陈皮3 g,夜交藤3 g,升麻2 g,石决明(先煎)6 g。

每日1剂,水煎去渣留150 mL,分3次温服。

二诊(1959年2月13日) 服药7剂,仍腹泻,每日2次,食谷不化,余同前。前法进取,原方去石决明、菊花,加薏苡仁、焦谷芽各10 g,鸡内金、茯苓各6 g,服7剂。

三诊(1959年2月27日) 代诉服药有效,上方连服14剂,食欲增加,大便有时稍溏。检查患儿30 cm远已能抓取晃动的脉枕和铅笔,但不准,舌脉同前,守方30剂。

四诊(1959 年 5 月 17 日) 患儿活泼健壮,体重增加,纳佳,二便正常,能单独站立。检查双眼视力,能捡起桌上 30 cm 远之小米粒。唯眼底无变化,眼球仍轻度震颤。效不更方,在原方基础上加僵蚕 3 g、钩藤(后下)3 g。20剂,隔日 1 剂,服完为止。

1 年后来京复查,肢体行动自如,双眼同看能捡起地上头发丝及 30 cm 远的 2 mm×2 mm 大小的红白小珠。

【按】先天不足应补肾,后天不足当健脾,但无论饮食、药物均经脾胃受纳运化,才能奏效。健脾开胃,旺中土以安五脏,资先天精血之海。故本例以益气健脾为主,以后天助先天,精血化生有源,目有所养,逐渐复明。

案 3 赵某,男,4 岁半。

初诊(1984 年 3 月 6 日) 其母代诉:患儿脑炎后双眼失明 2 周。病史:2 周前因中毒性脑炎,高热,抽风,双目失明,经儿科治疗全身症状缓解。检查:双眼视力无光感,瞳孔对光反应灵敏,眼底正常,神烦哭闹,咬指踢足,手揉眼频繁,脉细数,舌红少苔。诊断:小儿皮质盲。辨证:温热病后,肝阴不足,肝阳偏亢,故神烦哭闹,咬指踢足。余热未尽,邪留经络,玄府郁闭而致青盲。立法:疏肝清热,养血明目。方药:丹栀逍遥散。

去生姜、薄荷,加菊花、石菖蒲各 6 g,石决明 10 g(先煎)。

每日 1 剂。

服药 21 剂后,复诊已能看到地上爬行的蚂蚁,并能捡头发丝。检查30 cm 距离能自取 1mm×1.5 mm 蓝白两色纸片,眼底正常,神烦已消,脉细稍数,苔薄白,原方再服 7 剂,停止治疗。

【按】本例证属余热尚存,正气渐衰,虚实互见,血虚肝郁,借用治疗儿童视神经萎缩的丹栀逍遥散加减,使肝郁疏解,玄府通利,余热清除,气血畅行,血有所养,目得荣润而复光明。若病程迁延日久,损及肝肾脾胃者,常与丹栀逍遥散证混杂并存,故应仔细辨认,随症酌情化裁。(《重订古今名医临证金鉴·奇症卷》)

案 4 张某,3 岁。

因流行性乙型脑炎后双目失明 3 个半月。瞳神散大,反应消失,兼有截瘫,眼底视乳头色淡,动静脉较细。脉弦细而数,舌质较红,指纹淡紫透现风关。诊为视神经萎缩。辨证:血虚肝郁型。高热亡阴,抽风伤络,余热未尽,热留经络,玄府郁滞,精血不能上荣,目窍失养而双眼青盲;肾阴不足,肝失滋养,阴虚内热,肝风内动,上扰清窍,故瞳神散大。《素问·至真要大论篇》曰:"诸风掉眩,皆属于肝。""诸暴强直,皆属于风。"肝主筋,肝血充盈才能淫气于筋,使肢体筋脉得到充分濡养,从而维持正常运动。今因血不养筋故下肢瘫痪。方用验方逍遥汤:

柴胡5 g,当归6 g,牡丹皮6 g,白术6 g,白芍6 g,薄荷3 g,枸杞子10 g,甘菊5 g,炒栀子5 g,石菖蒲6 g,甘草3 g。

此方疏肝解郁,养血活血,开窍明目。复加磁石6 g、五味子5 g,以镇肝补肾,息风缩瞳。服药20剂视力正常,患儿能捡取比芝麻粒还小的东西,能看到空中很小的飞虫,瞳孔恢复正常,下肢灵活,行动自如。

【按】 本案为热病后,高热灼伤肝阴而致青盲。辨证属血虚肝郁型。高热亡阴,抽风伤络,余热未尽。故用验方逍遥养血活血,开窍明目。韦氏制验方逍遥散(柴胡6 g,当归身6 g,白芍9 g,焦白术6,茯苓12 g,炙甘草6 g,牡丹皮6 g,焦栀子6 g,甘菊花6 g,枸杞子9 g,石菖蒲10 g)用于外感热病后,或肝郁气滞所致的青盲。经过实践证明,特别对于儿童视神经萎缩和皮质盲的血虚肝郁型患者,经20年应用,疗效满意。(《医话医论荟要》)

案5 刘某,女,21岁。

初诊(1993年4月7日) 右眼急性球后视神经炎(右眼暴盲)40日,曾以激素、抗生素治疗无效。检查:右眼远视力0.1,矫正0.1,瞳孔对光反应迟缓,眼底视盘颞侧淡白,黄斑区中心凹反光消失。视野检查5~100,中心有绝对暗点。系统检查无其他阳性体征。CT颅脑断层扫描排除颅内疾病。询问病史自诉患病前情绪波动较大,且连续上夜班劳累。现患者精神欠佳,月经不调,饮食睡眠一般,舌质淡红,苔薄白,脉弦细。辨证:属肝郁气滞。处方:丹栀逍遥散。

去生姜、薄荷,加夏枯草10 g、连翘10 g。

水煎服,28剂。

二诊(1993年5月5日) 1个月后复查右眼远视力增至0.6,但面黄神疲,饮食乏味,遂投以健脾益气、调肝活血之品,用四君子汤加当归10 g、白芍10 g、柴胡10 g、菊花10 g、枸杞子10 g、炒谷芽15 g、麦芽15 g。

水煎服,21剂。

三诊（1993 年 5 月 29 日） 检查右眼视力 1.0,视野中心暗点消退,眼底视盘颞侧淡白,黄斑区中心凹反光可见。

1 年以后随访,右眼远视力仍 1.0,余无变化。

【按】 肝受血而能视,韦玉英通过研究发现,视神经疾患特别是病程缠绵者,必然累及气血。所以,血虚、血瘀亦是视神经疾患最常见证型之一。因此,韦玉英治疗视神经疾患疏肝不忘养血活血,尤其是辨证属血虚型视神经疾患,韦玉英喜欢以四物汤加味组成的验方随证加减养血活血。韦玉英自拟的活血通络方（四物汤加鸡血藤 10 g、丝瓜络 10 g、路路通 10 g、女贞子 10 g、太子参 10 g、红花 10 g、炒枳壳 10 g,水煎服）及外伤复明汤等,前方多用于前部缺血性视神经病变、眼底血管阻塞性病变后期及青光眼性视神经萎缩等;后方更适合于尚有一定基础视力的外伤性视神经挫伤。

案 6 李某,男,46 岁。

初诊（1991 年 11 月 7 日） 主诉:双眼进行性视野缩窄,夜视困难近 2 年。检查:双眼远视力 0.08,眼前节清晰。眼底见视盘颜色蜡黄,视网膜中央动脉偏细,动静脉管径比约为 1∶5,视网膜颜色晦暗,后极部大量不规则色素沉着,渐向中央发展。全身兼见面色萎黄,形寒肢冷,神疲乏力,大便溏薄,舌淡苔白,脉沉细。诊断:视网膜色素变性,属脾肾阳虚型。方药:夜视复明汤。处方:

党参 12 g,黄芪 15 g,升麻 6 g,葛根 10 g,柴胡 10 g,鸡血藤 15 g,菟丝子 10 g,覆盆子 10 g,紫河车 12 g,夜明砂 15 g,石决明 15 g,肉桂 3 g,炙甘草 6 g。

水煎服,28 剂。

二诊（1991 年 12 月 5 日） 1 个月后复诊,眼底大致同前,患者精神饮食好转,自觉夜视较前改善,中心视野检查,颞侧视野较初诊时扩大。

前方去肉桂,加生姜 3 g、红枣 10 g。

续服 1 个月。

三诊（1992 年 1 月 4 日） 患者自觉全身无不适,夜视改善明显,唯觉视野狭窄。内障病久,虚火上炎,反复难愈,病属阴虚火旺。此时最宜选用知柏地黄汤,韦玉英以此方加减异病同治治疗各类视网膜疾患,收效显著。

案 7 马某,男,43 岁。

初诊（1992 年 9 月 10 日） 主诉:左眼视物模糊 2 个月,西医院曾以中心性浆液性视网膜病变给予激素、抗生素、维生素等处方治疗,视力由 0.1 增至 0.15。现患者左眼远视力 0.1,不能矫正,检查左眼眼底黄斑区水肿,无中心凹反光,散在深层渗出,患者形体消瘦,颧红口干,腰膝酸软,夜梦频多,舌体瘦小,质红少苔,脉细数。诊断:属肝肾阴虚,虚火上扰之证。处方:知柏地黄汤。

加枸杞子 15 g、丹参 10 g、太子参 10 g、茺蔚子 10 g。

14 剂,水煎服。

二诊(1992 年 9 月 24 日)　2 周以后复诊,左眼远视力提高至 1.0,眼底黄斑区水肿消退,渗出减少,但爱姆方格表检查仍见小方格边长略有变形。续服上方 14 剂。

三诊(1992 年 10 月 8 日)　左眼视力 1.2,检查眼底尚遗留色素紊乱及浅黄色脱色斑,但黄斑区中心凹反光已明显可见。(《中医治疗视神经萎缩》)

十五、唐由之案

案 1(右眼青盲)　王某,男,36 岁。

初诊(2008 年 7 月 15 日)　右眼视物不清 6 个半月。6 个月前,患者右侧头部受外伤,当时昏迷,其后行"颅脑分流减压术",清醒后,右眼视物不清伴左上肢活动不佳。在当地医院肌内注射神经生长因子 20 日,静脉滴注营养神经类药物(具体用药不详)2 个月,但疗效欠佳。门诊查:右眼视力 0.03,矫正不提高。右眼瞳孔偏大,直径约 5 mm,直接对光反应迟钝,间接对光反应正常。眼底:视盘色淡白,视盘动静脉出视盘处部分有白鞘,黄斑部中心凹反光隐约可见。左眼未见明显异常。全身症状:左上肢活动欠佳,舌淡红,脉细。中医诊断:右眼青盲。西医诊断:右眼继发性视神经萎缩。处方:

制何首乌,黄精,熟地,山茱萸,枸杞子,黄芪,升麻。

60 剂,每日 1 剂,分 2 次温服。

二诊(2008 年 9 月 12 日)　患者自诉视力无明显改变,但对于颞侧 20 m 处的自行车可以知觉。查:右眼视力 0.03,矫正不提高,眼部症状同前。

守上方加巴戟天。

三诊(2008 年 11 月 3 日)　查右眼视力 0.04,眼底症状同前。处方:

丹参,制何首乌,黄精,枸杞子,菟丝子,覆盆子,巴戟天,升麻,黄芪。

四诊(2008 年 12 月 1 日) 查眼视力:右 0.1,矫正不提高。患者自觉视力较明前改善。

上方加肉苁蓉。

后患者又复诊 3 次,一直坚持服药。2009 年 9 月 4 日患者复诊:查右眼视力 0.12,眼底症状同前。自觉视野明显改善。12 月 18 日再次复诊:右眼视力 0.12。

【按】该患者右侧头部受伤后继发右眼视神经萎缩。患者从发病到就诊已经超过半年,全身症状来看除左上肢活动欠佳,脉细外,没有其他明显的体征,这给全身辨证造成了一定困难。但是,从眼底表现上看:视盘色淡白。根据阴阳理论,晦暗、色淡者属阴。故唐由之以补肾明目为治疗大法,偏重于滋补肾阴。选用何首乌、黄精、熟地、枸杞子等药物治疗。但是,患者服药两个月,症状并没有明显的改善,考虑到"阴阳互根"的特性,在原方的基础上加入补肾阳药物巴戟天以求阳中求阴,正如《景岳全书·新方八略》中云:"善补阴者必于阳中求阴,则阴得阳升而泉源不竭。"用药 50 日患者视力有所提高。针对患者受外伤的病因,唐由之在三诊中加入了丹参 30 g,一则为了活血化瘀,另则为了疏通经络,收到了较好的效果,视力从最初的 0.03 提高到了 0.12。〔周尚昆,钟舒阳,王慧娟,等. 唐由之治疗视神经萎缩经验[J]. 中医杂志,2011,52(1):16-17.〕

案 2 王某,男,36 岁。

初诊(2008 年 7 月 15 日) 主诉:右眼视物不清 6 个月。6 个月前患者右侧头部受外伤,当时昏迷,其后行"颅脑分流减压术",清醒后右眼视物不清伴左上肢活动不佳,在当地医院肌内注射神经生长因子 20 日,静脉滴注营养神经类药物(具体用药不详)2 个月,但疗效欠佳。门诊查:右眼视力 0.03,矫正不提高。右眼瞳孔偏大,直径约 5 mm,直接对光反应迟钝,间接对光反应正常。眼底:视盘色淡白,视盘动静脉出视盘处部分有白鞘,黄斑部中心凹反光隐约可见。左眼未见明显异常。全身症状:左上肢活动欠佳,舌淡红,脉细。中医诊断:右眼青盲。西医诊断:右眼继发性视神经萎缩。处方:

(制)何首乌、黄精、熟地、山茱萸、枸杞子、黄芪、升麻等。

60 剂,每日 1 剂,分两次温服。

二诊(2008年9月12日)　患者自诉视力无明显改变,但对于20 m处的自行车可以知觉。查右眼视力0.03,矫正不提高,眼部症状同前。

守上方加巴戟天。

三诊(2008年11月3日)　查右眼视力0.04,眼底症状同前。改处方为:丹参、(制)何首乌、黄精、枸杞子、菟丝子、覆盆子、巴戟天、升麻、黄芪等。

四诊(2008年12月1日)　查右眼视力0.1,矫正不提高。患者自觉视力较前改善。

上方加肉苁蓉。后患者又复诊3次,一直坚持服药。

2009年9月4日患者复诊,查右眼视力0.12,眼底症状同前。自觉视野明显改善。2009年12月18日再次复诊:右眼视力0.12。

【按】该患者右侧头部受伤后继发右眼视神经萎缩。患者从发病到就诊已经超过半年,从全身症状来看,除左上肢活动欠佳、脉细外,没有其他明显的体征,这给全身辨证造成了一定困难。但是,从眼底表现上看:视盘色淡白。根据阴阳理论,晦暗、色淡者属阴。故唐由之以补肾明目为治疗大法,偏重于滋补肾阴。选用何首乌、黄精、熟地、枸杞子等药物治疗。但是,患者服药2个月,症状并没有明显的改善。考虑到"阴阳互根"的特性,在原方的基础上加入补肾阳药物巴戟天以求阳中求阴,正如《景岳全书·新方八略》中云:"善补阴者必于阳中求阴,则阴得阳升而泉源不竭。"故用药50日患者视力有所提高。针对患者受外伤的病因,唐由之在三诊中加入了丹参30 g,一则为了活血化瘀,另则为了疏通经络,收到了较好的效果,视力从最初的0.03提高到了0.12。(《眼科名家临证精华》)

十六、高培质案

案1　巴某,男,3岁。

初诊(1962年5月14日)　患儿因结核性脑膜炎在北京某医院儿科病房院治疗,双眼失明1月余,1962年5月14日请韦文贵去会诊,我陪同往。当时患儿患结核性脑膜炎3月余,经西药治疗后病情稳定,但仍有低38℃左右,下午加重。检查双眼无光感,瞳孔散大,直径5 mm,直接、间对光反应消失。眼底检查:双视乳头颞侧色苍白,边界清楚,动脉细,黄斑心凹反光未见。西医诊断:双眼原发性视神经萎缩。中医诊断:双目青盲。儿卧位,项颈强直,角弓反张,体温37.5~38℃,下午加重,脉细数,质红。韦文贵辨证为肝经风热,患儿寒热往来,病在少阳,应先和解少阳,佐平肝息风。选用小柴胡汤(《伤寒论》)加减。方药组成:

柴胡6 g,黄芩3半夏3 g,党参3 g,茯苓3 g,炙甘草2 g,白僵蚕3 g,钩藤3 g,全蝎2 g,伸筋草3 g。

7剂,水煎服,每日1剂。

二诊(1962年5月20日) 又请韦文贵会诊,患儿体温下降37.5℃以下,全身症状明显减轻,双眼似可见眼前手动,已有光感,脉细,质稍红。韦文贵认为少阳热已消退,而肝经风热仍存,治宜疏肝解郁,息风通络,改用韦文贵经验方加味逍遥散加味。药物组成:

当归3 g,白芍3 g,柴胡6 g,茯苓3 g,炒白术3 g,炙甘草2 g,牡丹皮4 g,栀子3 g,枸杞子4 g,白僵蚕3 g,钩藤3 g,全蝎3 g,伸筋草3 g。

14剂,治疗3个月。

其间又有3次门诊疗,7月9日最后一次来门诊,视力已正常,可以准确捡起地上约2 mm×2 mm大小的彩色玻璃珠子,患儿行动自如,活泼可爱。随访:1979年通信随访,双眼视力1.5,身体健康,学习成绩很好。

案2 赵某,男,18岁,学生。

初诊(1991年10月22日) 双眼视力急骤下降5月余。5个月前感冒发热后视力突然下降到0.1,在外地某医院检查为视神经炎。西医治疗无效来求治中医。门诊检查视力:右眼0.02,左眼0.06。双眼底视乳头颞侧色淡白,边界清楚,视网膜血管细,双黄斑中心凹反光未见。患者双眼胀痛,眼球转动时疼痛,不愿睁眼,口苦,大便干,胸胁闷满,性急,脉弦,苔薄白,舌质略红。中医诊为双目青盲;西医诊断:双眼原发性视神经萎缩。中医辨证为肝经风热型,治以疏肝解郁,佐以补肾明目。用加味逍遥散方加味:

当归12 g,白芍12 g,柴胡6 g,茯苓10 g,炒白术10 g,枸杞子12 g,菊花10 g,牡丹皮10 g,炒栀子10 g。

7剂,水煎服。

二诊(1991年10月29日) 其母来门诊取药时反映,患者眼疼已消,大便增多但不稀,前方去栀子,继服30剂。

2012年2月27日,患者来门诊复查。患者自1991年10月服用中药治疗后,共服 4 个月,视力逐渐好转,一直维持在 0.7～0.8。近 4 年来由于患慢性肾功能不全,双眼有些视力疲劳,右眼视力没有变化,左眼视力稍差。门诊检查,视力右眼 0.8,左眼 0.2,双眼视力均不能矫正,双眼视野颞侧缺损,两眼眼底情况同前。(《全国中医眼科名家学术经验集》)

十七、刘崇晏案

案 1(视神经萎缩(青盲)案) 患者,男,56 岁。

初诊 双眼视物不清多年。右眼视力:手动 30 cm,左眼视力:指数/30 cm,双眼角膜明,前房不浅,虹膜纹理清,瞳孔直径 5 cm,直接对光反应钝,间接对光反应如常,双眼晶状体周边轻度混浊,玻璃体轻度混浊,眼底视神经乳头颜色淡,边界清,杯盘比为 0.4～0.5,视网膜血管偏细,黄斑中心光反射不见,双眼眼压正常。饮食如常,二便调,寐安,舌淡薄,边有齿印。有脑梗死病史。中医诊断:青盲。西医诊断:双眼视神萎缩。证属肝郁气滞。治拟疏肝解郁,健脾温阳。方用附桂逍遥散加减。处方:

柴胡 10 g,茯苓 15 g,当归 15 g,白术 15 g,白芍 15 g,甘草 6 g,附子 6 g,肉桂 6 g。

14 剂。

二诊 服药 2 周后患者自觉视物转明,无特殊不适,检查同前。予前方继服。

三诊 用药 1 个月后,右眼视力 0.05,左眼视力 0.12,眼底未见明显变化。原方巩固疗效,门诊随访。

【按】视神经萎缩属中医青盲范畴,眼底望诊见目系端色淡,此乃肝郁血虚。肝经连目系,肝主藏血,主疏泄,肝开窍于目,肝气和则目能辨五色。脾主统血,脾为气血生化之源,脾主升清,将气血之精华上升于目。本病一般疗程较长,疗效欠佳,是一种难治性眼病。本病例患者双眼视物不清多年,病程较长,久病易瘀,久瘀脉络不通,玄府郁闭,神光受损视力渐降甚至盲而不睹三光。

释疑解惑

问:视神经萎缩的病因病机是什么?

答:中医常说"肝开窍于目",主要指足厥阴肝经上连目系,即与视神经直接相连。肝病多郁,此类眼病继发视神经萎缩,多考虑为肝郁所致,导致视功能障碍。人体左升右降,肝主升发,脾主升清,肝与脾为气血升发的主力,肝郁不能升发,脾虚不能升清,致目失濡养,神光不能发越。现代医学认为,视神经萎缩是视神经各种病变,以及髓鞘或视网膜神经节细胞、轴突等的损害,致使神经纤维丧失、神经胶质增生的最终结局。其病因复杂,病程缠绵。眼底视神经乳头苍白是视神经内的毛细血管闭塞及神经胶质增生所致。

问:选用中药治疗视神经萎缩的思路是什么?

答:主要治法为疏肝健脾温阳。柴胡疏肝解郁,引药入肝经;当归、白芍养肝血;白术、茯苓、炙甘草健脾升清,行气通络。数药合用,以助肝经升发之力。附子、肉桂一来温补肾阳,助脾生血升清,二来温煦推动,以助肝气疏泄条达。

问:视神经萎缩的鉴别诊断是什么?

答:有些人视神经乳头色淡,但视功能正常,应注意与原发性视神经萎缩鉴别,不能仅仅凭视神经乳头色淡就得出视神经萎缩的诊断。视神经发育不全:患者视神经乳头明显较小,色苍白,视乳头周围有浓淡不一的黄白色环,眼底血管正常,黄斑中心凹反射正常或消失,还可伴有小眼球、无虹膜和眼组织缺损等先天异常。组织学检查可见大部分视神经内无明显的神经组织。(《眼科名家临证精华》)

案2 张某,男,56岁。

初诊 双眼视物不清多年。检查:右眼手动/30 cm,左眼指数/30 cm。双眼角膜明,前房不浅,虹膜纹理清,瞳孔直径5 cm,直接对光反应迟钝,间接对光反应如常,双眼晶状体周边轻度混浊,玻璃体轻度混浊,双眼底视神经乳头颜色苍淡,边界清,杯盘比(C/D):0.4~0.5,视网膜血管偏细,黄斑中心光反射不见。双眼压正常。有脑梗死病史。饮食如常,二便调,寐安,舌淡苔薄,边有齿印。西医诊断:双眼视神经萎缩。中医诊断:青盲。中医辨证:肝郁血虚气滞型。治疗:拟疏肝解郁,健脾温阳。方药:用附桂逍遥散(附子、肉桂、柴胡、茯苓、当归、白术、白芍、甘草、生姜、薄荷)加减。处方:

柴胡10 g,茯苓15 g,当归15 g,白术15 g,白芍15 g,甘草6 g,附子6 g,肉桂6 g。

水煎服,每日1剂,每日2次。

二诊 2周后复诊,患者自觉视物转明,无特殊不适,检查同前。予原方继服。

三诊 1个月后复诊时视力检查:右眼 0.05,左眼 0.12,眼底未见明显变化。原方巩固疗效,门诊随访。

【按】本病例患者双眼视物不清多年,病程较长,久病易郁,久郁脉络不通,玄府郁闭,神光受损,视物不清,视力渐降,甚至盲而不睹三光。本例辨证属肝郁血虚。对于早期郁而化热,热盛伤阴,应治以疏肝健脾清热,方用丹栀逍遥散加减。而本患者病程已久,阴损及阳,阴阳两虚,虽然患者全身无症可辨,但观其舌象为质淡、苔薄、边有齿印,八纲辨证属寒,故在处方中加入附子、肉桂而成附桂逍遥散。其附子、肉桂作用一为温补肾阳助脾生血升清,二为温煦推动以助肝气疏泄条达。(《现代名中医眼科治疗绝技》)

十八、石守礼案

案1 石某,女,18岁,农民,河北省藁城县人。

初诊(1976年3月25日) 主诉:自去年11月初发,现左眼视力突然下降至光感,且伴有头痛,遂至石家庄某医院眼科进行检查。诊为:① 左眼视乳头炎。② 左眼视乳头水肿(?)。经过治疗,视力恢复至1.0。今年初,因家事不和,视力又逐渐下降,故前来就诊。既往有头颅外伤史,未患过其他严重眼病。眼部检查:视力右眼1.0,左眼0.1。左眼外斜约15°(角膜映光法),眼球运动不受限。外眼不充血,角膜清,前房深浅正常,左眼瞳孔中度大,直接对光反应迟钝。眼底检查:右眼底未见明显病变;左眼底视乳头色淡,边界稍模糊,静脉稍显怒张迂曲,黄斑中心凹光反射隐约可见。指检法左眼视野缩小(因此时带学生在乡下实习,无法用视野计检查)。全身症状:胸胁满闷不舒,善太息,头晕。舌苔薄白,脉弦细。颅骨正侧位拍片:见右侧顶骨有缺损。诊断:左眼青盲症(视神经萎缩)。辨证治疗:原有眼病不知将息,家事缠绕,致使肝郁气滞,玄府闭塞,精明失用。治宜疏肝解郁,健脾养血。处方:

当归10 g,赤芍15 g,丹参15 g,炒白术15 g,柴胡10 g,熟地15 g,川芎10 g,鸡血藤15 g,枸杞子15 g,菟丝子15 g,女贞子15 g。

水煎服,每日1剂,分2次服。

二诊(1976年4月13日) 前方服12剂,左眼视力达0.7。查左眼底视乳头边界变清,呈黄白颜色,血管走行比例已变为正常,黄斑中心凹光反射可见。

三诊(1976年5月31日) 上方略为加减增损,又服12剂,左眼视力已达1.2。眼底检查:左眼视乳头颜色较前稍显红润,血管走行比例正常,黄斑中心凹光反射可见。又处原方5剂,以巩固疗效,并嘱生活中宜慎饮食,戒恼怒,以防复发。

半年后复查,视力仍保持1.2,除左眼底视乳头较右眼颜色稍淡外,余未见其他病变。

案2 张某,男,56岁,石家庄市人。

初诊(2008年9月1日) 主诉:左眼视物模糊20余日,曾在他院行眼底荧光血管造影,诊断为左眼缺血性视神经病变。给予维生素类、激素口服,复方樟柳碱注射液颞侧封闭治疗,疗效不著,随来我院要求中药治疗。既往血压偏高,现服降血压药。眼科检查:视力右眼1.0,左眼0.5。双外眼不充血,角膜清,前房深浅正常,小瞳孔下未见晶状体混浊。右眼底视乳头边界清,色正,视网膜动脉细,反光强,有轻度动静脉交叉压迫征,黄斑中心凹光反射可见;左眼底视乳头颜色略淡,上方边界欠清,视网膜动脉细,反光强,有轻度动静脉交叉压迫征,黄斑中心凹光反射可见。测血压:150/95 mmHg。测眼压(回弹式):右眼17 mmHg,左眼16 mmHg。视野检查:右眼视野正常;左眼视野鼻下方视野缺损,并与生理盲点相连。无偏头痛史,眼不胀,唯感视物模糊,舌苔薄白,舌质略红,脉沉细。诊断:左眼视瞻昏渺症(缺血性视神经病变)。证属气虚无力推动血行,络脉瘀阻。治宜益气活血,化瘀通络。处方:

炙黄芪15 g,当归12 g,赤芍15 g,石菖蒲10 g,远志肉10 g,香附10 g,葛根15 g,川芎10 g,丹参15 g,熟地10 g,桃仁10 g,枸杞子15 g,五味子10 g,木贼10 g,防风10 g,炒白术15 g。

水煎服,每日1剂,分2次服。

二诊(2008年9月30日) 药后无不适。查视力右眼1.0,左眼0.6。眼底检查:右眼底同前;左眼底视乳头边界已清,色略淡,黄斑中心凹光反射可见。测血压:145/95 mmHg。

上方加钩藤15 g、生石决明15 g以潜降。

三诊(2008年10月15日) 查视力:右眼1.0,左眼0.8。眼部情况同前。

上方继续服用,每日1剂。

四诊(2008年11月5日) 查视力:右眼1.0,左眼1.0。右眼底同前;左眼底视乳头边清,颜色略淡,黄斑中心凹光反射可见。视野检查:右眼视野正常;左眼视野鼻下视野略压陷。

原方再服10剂,以巩固疗效。(《眼底病的中医证治研究》)

十九、庞万敏案

案1 李某,男,9岁。

于1979年8月15日因发热、头痛、呕吐、腹泻就诊于内科。10日后,双目先后失明。8月30日以急诊收住我院,诊为双眼急性视盘炎。检查:远视力右眼0,左眼光感不确。治疗经过:经用激素、抗生素、维生素、血管扩张剂治疗半月,病情好转。视盘炎症基本消退,颜色变浅,远视力恢复到右眼0.02,左眼0.06。于9月14日带药出院。继用中西药治疗2月余,视力毫无进展。诊断:双眼视盘颜色淡白,边界不清,血管变细,视网膜后极部较暗,中心凹反光不清。病系邪热伤阴,目络阻滞,精血不能上承,目系失养所致。治则:滋阴养血,疏肝解郁。方药:疏肝解郁益阴汤。

去磁石、神曲、栀子,加车前子。

连服20余剂后,视力开始提高。治疗5个月,服药130余剂,以后远视力为右眼0.8,左眼1.0,便终止治疗。治疗期间,间断使用维生素及血管扩张剂,3个月后复查远视力巩固。

案2 吕某,男,15岁。

初诊(1986年4月7日) 主诉:双眼视物不清2个月余,曾在当地医院诊为球后视神经炎,经用激素、抗生素和维生素类处方治疗稍有好转。检查:远视力右眼0.1,左眼0.2。双眼前节正常,眼底视盘颜色淡白,边界清,视网膜血管稍细,中心凹反光可见。双眼视野生理盲点向颞侧扩大。诊断:双眼视神经萎缩。辨证:邪热伤阴,目络瘀滞。治则:滋阴养血,解郁明目。方药:复明丸。

每次服2丸,每日2次。

并配合维生素类药物治疗2个月余,双眼远视力均提高到1.5,视野恢复

正常,观察 1 年半未见复发。(《中医治疗视神经萎缩》)

二十、李纪源案

案 1 王某,女,11 岁,学生。

初诊(1963 年 2 月 20 日) 因学习过度劳累,时常头晕心慌,夜寐不安。自 1 年前起,头痛,早轻晚重,逐渐加剧,痛时面色蜡黄,嘴唇青紫,痛时注射吗啡可稍微缓解,却又增头晕呕吐,视物模糊不清,双眼视力 60 cm 仅见数指。经多方治疗,视力稍有提高,但诸症未完全消除,诊断为视神经萎缩(双眼)。检查:右眼视力光感,左眼视力 1 m 见指。双眼眼底视神经乳头境界尚清楚,但呈灰白色,网膜血管变细(左轻右重)。面色无华,形体瘦小,舌尖红、苔薄,脉象细、微数。辨证:劳伤心血,营阴耗伤。治则:益血养心,镇肝明目。处方:

菊花 15 g,云茯苓 15 g,决明子 10 g,蔓荆子 10 g,生地 15 g,地骨皮 12 g,酒黄连 6 g,桂心 3 g,黑栀子 10 g,柴胡 6 g,白芷 10 g,甘草 3 g,辰砂 3 g(冲服)。

水煎服,每日 1 剂。

二诊(1963 年 2 月 24 日) 上方服 3 剂,诸恙悉减,视力已见好转,左眼 0.5,右眼 0.2 仍宗原意。

上方去桂心、柴胡,继服 6 剂。

三诊(1963 年 3 月 2 日) 服上方后,神爽体复,诸症悉除,视力又有改善,右眼 0.3,左眼 0.8。

仍守上方,加女贞子、熟地益阴补肝之品,以资巩固。

翌年其父来告知,患女身体康复,视力良好,业已复学。

【按】患者年少,脏腑未坚,形体不健,加上用力劳心,心阳偏亢致怔忡失眠、头痛头晕;君火引动相火,伤肝而目昏。发汗或专补均系误治,多致视力每况愈下,故治疗本例之关键是抓住上述病机加以详查明辨,随症遣方,因而获效。

案 2 马某,女,学生。

初诊(1979 年 2 月 8 日) 患者自 1978 年 12 月即视力下降,初在某院以视神经炎住院治疗 2 个月,视力继续下降,故来就诊。检查:双目瞳失光华,展缩迟钝。视力：左眼 0.02，右眼 0.6，双眼底视神经乳头境界清晰，颞侧色淡，动脉变细，黄斑部中心凹反射不见。且自感双眼视物昏蒙，干涩酸困，头晕目眩，口干不欲饮，便干，月经量少色暗。舌尖有瘀点，脉弦细结。诊为：气滞血瘀之视瞻昏渺症。施以开郁导滞之法。处方：

当归 15 g，川芎 10 g，香附 15 g，茺蔚子 15 g，黄芪 10 g，女贞子 10 g，防风克，桃仁 10 g，桑叶 30 g，三七粉 3 g（冲服）。

水煎服，每日 1 剂。

二诊（1979 年 2 月 20 日） 上方服 10 剂，视物稍清，视力：左眼 0.04，右眼 0.8，头晕目眩愈，大便已正常，唯目久视仍感酸困。

仍宗原方去桃仁，女贞子增为 30 g，继服 30 剂。

三诊（1979 年 3 月 24 日） 上方服后，视力：右眼 1.0，左眼 0.2，但觉久视两眼干涩。舌稍淡，脉沉细。益气养阴，通窍明目。处方：

黄芪 15 g，党参 20 g，当归 20 g，川芎 10 g，香附 12 g，石菖蒲 24 g，茺蔚子 15 g，菟丝子 30 g，桂枝 6 g，生甘草 3 g。

水煎服，每日 1 剂。

四诊（1979 年 5 月 10 日） 服上方 40 剂，双目视力已达 1.0，且无其他不适。嘱入原班继续学习，并服杞菊地黄丸 5 盒，每日 2 次，每次 1 丸。

五诊（1980 年 2 月 1 日） 因考试停药月余，又竭视劳神致使视力急剧下降。曾赴北京等地检查，均诊为视神经萎缩，治疗半年余，效果不著，复归就诊。检查视力：右眼 0.02，左眼指数 30 cm。双眼视神经乳头境界清晰，颜色苍白。且感畏光，头晕空疼，腰痛。舌淡，脉沉细。证属肝肾亏损，目失荣养之青盲症。拟以滋补肝肾，益气填精之方。处方：

黄芪 15 g，熟地 30 g，女贞子 30 g，当归 20 g，川芎 10 g，桑寄生 12 g，鹿角胶 12 g，茺蔚子 15 g，石菖蒲 24 g，山茱萸 10 g。

水煎服，每日 1 剂。调理数月，共服 97 剂，双眼视力恢复至 0.5。

【按】 本例原系因郁致虚的视瞻昏渺症，虽经治效，但郁未根除，加之停药竭视而复发。又经他处误补以加剧，以致演变为青盲症者，即傅仁宇谓："玄府幽深之源，郁结不得发此灵明耳。"由此案之得失，深悉目无郁邪而不病；开郁祛邪使精血得以上奉，目得其养而能视。若郁邪未除而补之，乃塞源杜流，关门逐贼，实当引以为戒。（《李纪源眼科临证心悟》）

二十一、殷伯伦案

小儿青盲,通窍养血调肝。

案 李某,男,3岁。

初诊(1999年11月19日) 热病后双眼视物不见1个月余,曾在当地医院诊断为"视神经萎缩",用抗生素方案(AP)、肌苷、维生素类、血管扩张剂等治疗,仍无改善。现双眼视物不清,人影难辨,烦躁易怒,夜寐不安,舌质红苔薄白,脉细略数。双眼视力:眼前手动,外眼正常。眼底:双侧视盘淡白,境界模糊,视网膜静脉轻度迂曲,黄斑中心凹反光不清。诊断:双眼青盲(继发性视神经萎缩)。辨证:余热未清,玄府滞涩,目系失养。治法:清泄余热,通利玄府,调肝养血。方用:韦氏逍遥散验方化裁。

牡丹皮、炒栀子、柴胡、当归、白芍、白术、茯神各6 g,石菖蒲5 g,枸杞子、菊花、麦冬、丹参各10 g。

二诊(1999年12月18日) 服药1个月,小儿视力增加,能辨认父母及亲友,能看清近距离较大的物品。

上方去牡丹皮、炒栀子,加覆盆子、女贞子、五味子。

调治3个月,视力明显提高,能拾起地面的钢笔、乒乓球等物品,能辨认5 m外的家人,白日能独自外出行走。

【按】 足厥阴肝经上连目系,故青盲之患当从肝论治。此例乃因热病后目中玄府滞涩,肝血不能上荣于目,故治用韦氏逍遥散验方疏通玄府、调肝养血。目中玄府通利,肝血得以上荣,目系得养,则眼目复明。[洪亮,李汝杰,黄冰林. 殷伯伦辨治眼病经验举隅[C]//江西省中西医结合学会眼科专业委员会等. 第八次学术会议论文汇编,2016:5.]

二十二、高健生案

案 张某,男,7岁,河北。

初诊(2009年3月19日) 母代述:患儿双眼视物不清5年。病史:5年前家长发现患儿双眼视物不清,多方治疗无效。现患儿双眼视力差,多动,舌淡红。眼科检查:视力:右眼0.02,左眼0.1;双眼瞳孔对光反应弱,眼底视盘边界清,色苍白,视网膜动静脉均细,黄斑中心凹反光消失。诊断:双眼视神经萎缩(青盲)。辨证：肝郁气滞证治法，疏肝解郁。处方：丹栀逍遥散加减。

柴胡、炒白术、炒白芍、当归、茯苓、炙甘草、牡丹皮、炒栀子、石菖蒲、红花、金樱子各 6 g，菟丝子、枸杞、太子参各 10 g，葛根 20 g，蜈蚣 1 g。

7 剂，水煎服。

二诊(2009 年 5 月 19 日) 患者用药 2 周后，视力提高至右眼 0.2，左眼 0.2，之后未再口服中药汤剂，近来家长发现患儿视力又下降来诊。眼科检查：视力右眼 0.05，左眼 0.15，眼底如前。处方：丹栀逍遥散合六味地黄丸加减。

柴胡、茯苓、泽泻、五味子、牡丹皮、升麻各 6 g，炒白术、炒白芍、当归、山茱萸、生地、熟地各 10 g，葛根 15 g，黄柏 3 g，金樱子 4 g。

30 剂，水煎服。益脉康 80 mg，每日 3 次，口服；五子衍宗丸 3 g，每日 2 次，口服。

三诊(2009 年 9 月 10 日) 药后视力提高，纳眠可，二便调。视力：右眼 0.12，左眼 0.15。处方：

上方加枸杞 6 g、菟丝子 6 g、丹参 10 g。

【按】此患儿就诊时双眼视神经萎缩，全身又无症可辨，家属对患儿具体患病时间叙述不清，既往病史也不详，高健生考虑可能仍属于热病后余热未清，因此予丹栀逍遥散。患儿眼底视神经已经明显萎缩，说明病程比较久，因此予菟丝子、枸杞及金樱子以补肾，而用葛根、红花活血，石菖蒲开窍，蜈蚣搜剔残留于经络之风。二诊视力已经提高，肾为先天之本，脾为后天之本，生化之源。患儿自幼患病，而且久病，气虚下陷，因此用李东垣益阴肾气丸(六味地黄加柴、归、味)合五子衍宗丸，借用益气聪明汤中升麻、葛根、黄柏，升降有序，共成"益精升阴敛聚"，为治疗视神经及视网膜疾病、视力较差、时间较久、瞳神散大神光不聚者的治疗大法。三诊视力又有所提高，效不更方，同时加枸杞、菟丝子及丹参以增强补肾活血作用。(《全国中医眼科名家学术经验集》)

二十三、邹菊生案

案1 钱某，女，46 岁。

初诊(2002 年 8 月 19 日) 2001 年 6 月 19 日体检时发现双眼视神经萎

缩,自觉双眼轻度视物模糊,时有腰酸肤冷,肝区疼痛。2002 年 8 月 19 日来我院门诊。眼科检查:视力右眼 0.8,左眼 0.6,双眼角膜透明角膜沉淀物(—),前房水混浊(—),双眼玻璃体轻度混浊,眼底视盘色淡,以颞侧为主,视网膜血管细,黄斑部中心凹反光不见。舌淡、苔薄,脉细。中医诊断:青盲(气血不足)。西医诊断:双眼视神经萎缩(缺血性)。治拟柔肝养血,滋阴明目。处方:

柴胡 12 g,当归 12 g,白芍 12 g,炙甘草 6 g,白术 9 g,陈皮 9 g,川断 12 g,生地、熟地各 12 g,枸杞子 12 g,黄精 12 g,淫羊藿 12 g,炙龟甲 15 g,鹿角片 6 g,党参 12 g,地肤子 12 g。

服药 14 日后,肝区疼痛明显减轻,视物模糊仍有。原方再服 28 剂后,视物模糊减轻,肝区疼痛已瘥。以后患者长期内服中药,以此法治疗,经半年随访,诸症稳定,双眼视力提高至 1.0。

【按】邹菊生认为本病的发生多由于七情内伤导致肝郁脾虚,疏泄失司,脉络受阻,气血不能上达于目,目失涵养;或因肝肾不足,脾胃虚弱,化源衰竭,气血不足,津液亏虚,目睛失去正常精液濡润所致。故在治疗上以柴胡、当归、白芍、白术、陈皮柔肝健脾,配以熟地、枸杞子、黄精、川断滋阴养血治疗,并在柔肝健脾、滋阴养血的基础上,引张景岳阴中求阳、阳中求阴之法,故用龟鹿二仙丹来治疗本病,确有疗效。但在临床应用中发现,凡视神经萎缩患者视力低于 0.1 时,用中药治疗疗效欠佳。

案 2 黎某,男,66 岁。

初诊(2009 年 5 月 11 日) 左眼视物不清 2 年余。患者 2007 年 3 月 8 日左眼突然视物不清,当时诊为"视神经炎",治疗后略有好转,但中心发暗仍有。平素易感冒,时有胸闷,血压时有偏高,未服药,近来大便干,脚心凉。眼科检查:右眼戴镜视力 1.2,左眼戴镜视力 0.1,双眼角膜透明,瞳孔直径 3 mm,双侧等大等圆,双眼底动脉细,左眼眼底视盘颞侧色淡,黄斑结构不清,中心光反射不见。舌红苔薄,脉细数。证属心肝不足。中医诊断:青盲。西医诊断:左眼视神经萎缩。治拟通督脉,补肝心。处方:

丹参 12 g,川芎 12 g,地龙 12 g,黄芪 12 g,红花 6 g,钩藤 12 g,黄精 12 g,何首乌 12 g,姜黄 12 g,柏子仁 15 g,四季膏 12 g,夏枯草 12 g,桑寄生 15 g,山楂 12 g,决明子 9 g,夜交藤 30 g。

14剂。

二诊(2009年6月22日)　左眼视物不清,中心发暗仍有。血压时有偏高,大便调,舌红苔薄,脉细弦。此为肝经伏火,治拟清肝活血。处方:

夏枯草12 g,桑寄生15 g,钩藤15 g,黄芪12 g,地龙12 g,丹参12 g,川芎12 g,枸杞子12 g,黄精12 g,桑寄生12 g,白芥子9 g,僵蚕12 g,山楂12 g,决明子9 g,姜黄12 g。

14剂。

三诊(2009年7月20日)　患者血压不高。OCT检查示:左眼黄斑神经上皮层变薄。舌红苔薄,脉细。治拟活血补肝肾。处方:

丹参12 g,川芎12 g,地龙12 g,黄芪12 g,红花6 g,薏苡仁15 g,滑石15 g(包煎),桂枝6 g,猪苓12 g,茯苓12 g,枸杞子12 g,黄精12 g,姜黄12 g,夏枯草12 g,香附12 g,百合12 g。

14剂。

四诊(2009年8月17日)　经治疗,左眼视力略提高。检查:右眼戴镜视力1.2,左眼戴镜视力0.12,双眼角膜透明,瞳孔直径3 mm,双侧等大等圆,双眼底动脉细,左眼眼底视盘颞侧色淡,黄斑区结构不清,中心光反射不见。舌红苔薄,脉细。治拟益气活血,补肝肾。处方:

黄芪12 g,白术9 g,防风12 g,丹参12 g,川芎12 g,地龙12 g,桂枝6 g,枸杞子12 g,黄精12 g,姜黄12 g,夏枯草12 g,桑寄生15 g,猪苓12 g,茯苓12 g,楮实子12 g,玉竹12 g。

14剂。

经治疗症状稳定,左眼视力略提高,嘱长期随访,以维持并提高视功能。

释疑解惑

问:视神经萎缩中医如何辨证论治?

答:视神经是中枢神经系统的一部分,视神经疾病是一类严重的眼科疾患,若治疗不及时,最终将导致视神经萎缩而失明。本病病因较为复杂,与炎性脱髓鞘、局部感染及全身感染、自身免疫性疾病等因素有关。本病属于中医"暴盲""青盲""视瞻昏渺"范畴。视神经与中医学的"目系"相当。《灵枢·经脉》有"肝足厥阴之经脉连目系"之论,王清任《医林改错》曰"两目系如线,长于脑,所见之物归于脑",其对目系的认识与现代相似。由于肝开窍于目,肝脉连目系,手少阴心经系目系,肾主瞳神,肝肾同源,故目系与心、肝、肾关系密切,目系疾病与心、肝、肾功能失调密切相关。(《眼科名家临证精华》)

二十四、袁今奇案

案 王某,女,18岁,新疆石河子市高中城高三年级学生。

初诊(2010年4月15日) 患者于今年2月初以视物模糊,后视物不清并双下肢无力,经眼科检查诊为"视神经脊髓炎"。曾用糖皮质激素、免疫球蛋白及干扰素等治疗,下肢无力好转,视力有所改善,但难以坚持上学,故退学在家,休息治疗。1周前两眼疼痛,视力明显下降,视野缩小,站立困难,不能行走,遂由祖父母搀扶陪同来诊。刻诊:参阅眼科门诊病历记录,瞳孔等大等圆,对光反射存在,双眼视野受限,双眼视力均为0.5,眼底双乳头苍白、境界清楚,视网膜缩小。双膝腱反射差,下肢肌张力降低。面色无华,精神抑郁、视物模糊,进食较差,四肢无力,夜寐不安,二便自可。舌质淡红稍黯,苔薄微腻,脉象沉细。西医诊断:视神经脊髓炎。中医诊断:青盲。证属肝郁脾虚,精血亏损。治疏肝健脾,滋补肝肾,养血明目。处方:

醋柴胡10 g,全当归15 g,炒白芍12 g,茯苓10 g,炒白术10 g,制香附10 g,熟地15 g,黄芪30 g,怀牛膝15 g,淫羊藿10 g,枸杞子15 g,石斛15 g,菟丝子10 g,女贞子10 g,青葙子10 g,菊花10 g。

每日1剂,水煎服。

二诊(2010年6月20日) 上方服2个月后,患者精神明显好转,面部气色正常,下肢痿软改善,已能慢步行走,视力亦有所恢复,双眼视力为0.8,饮食及睡眠正常,脉舌如故,治守原方化裁。处方:

黄芪15 g,全当归15 g,炒白芍12 g,炒白术10 g,茯苓10 g,制何首乌15 g,山茱萸10 g,淫羊藿10 g,丹参15 g,怀牛膝15 g,枸杞子15 g,女贞子10 g,石斛15 g,鸡血藤15 g,草红花10 g,青葙子10 g。

本方隔日服1剂,水煎服。

三诊(2010年8月22日) 上方于2个月服30剂,无不良反应。刻下:面色红润,语音有力,下肢活动自如,肌力恢复良好,可正常步行。双眼视力已达1.0。舌质略红,苔薄白,脉沉缓。嘱患者暂停用汤剂,每日晨服补中益气丸,晚服杞菊地黄丸及石斛夜光丸,白天以石斛、枸杞子各10 g以之代茶,且可开胃健脾。

2011 年 6 月随访,患者视力及体力恢复良好,并已在某商场任收银员。

【按】 视神经脊髓炎为眼科较少见疾病,目前病因尚不清楚,遗传因素在发病中有一定作用,约 10% 的患者发病年龄小于 18 岁。本病累及视神经,常表现为眼痛、视力下降或失明、视野缺损。累及脊髓可出现感觉、运动障碍及膀胱直肠功能障碍,神经根性疼痛,痛性痉挛,高颈段受累者可出现呼吸肌麻痹等症状。本病属中医"青盲""暴盲""痿证"等范畴,西医多用激素类药物长期维持,或以免疫球蛋白、干扰素等治疗,其效果不尽人意。《灵枢·大惑论》载:"五脏六腑之精气,皆上注于目,而为之精,精之窠为眼,骨之精为瞳子,筋之精为黑眼,血之精为络。"盖精有先后天之分,皆为肾所藏之,先天不足,后天失养,则精血亏虚。肝肾同源,精血互生,肾藏精,肝藏血,精血不足,无以滋养肝目,故为之盲。患者系高三学生,学业紧张,陡逢视力障碍,心情怫郁,睡眠欠安,饮食少思,渐之肝郁脾虚,脾不为胃行其津液,气血化源告乏,故肢倦乏力,乃下肢痿软。患者证属肝郁脾虚,精血亏损。治以疏肝健脾,滋补肝肾,养血明目。方中柴胡、香附、茯苓、白术疏肝健脾;熟地、怀牛膝、淫羊藿、枸杞子、菟丝子、女贞子滋补肝肾;当归、白芍、青葙子、菊花养血清肝明目;黄芪益气升阳和中;石斛养阴清热,益胃生津,补肾养肝明目,强筋壮骨,善治肾虚目暗,视力减退,内障失明。患者服药 2 个月后,视力有所恢复,下肢痿软改善,故守原方加丹参、鸡血藤、红花之属,以增养血活血之功。二诊方隔日服 1 剂,连续服用 30 剂,未见不良反应。三诊时,患者肌力恢复良好,双眼视力已达 100 cm/指数,患者暂停服汤剂,改为每日晨服补中益气丸、晚服杞菊地黄丸。石斛夜光丸,白天以石斛、枸杞子各 10 g,代茶饮之。经多次随访,病情稳定,未见复发,5 年前已在某商场任收银员至今。(《袁今奇医文集》)

二十五、陶广正案

案 黄某,男,54 岁。

初诊(1981 年 11 月 17 日) 由亲属陪伴来诊。主诉:双眼视力极差,生活难以自理,左眼于 1961 开始视蒙,逐年加重,数年后右眼视蒙,虽经多方医治,未效。左眼不辨人物已 10 多年,右眼于 40 多日前也突然视力下降到 0.1 以下。经某专科医院住院治疗 20 多日,诊为双眼黄斑变性,右眼黄斑出血。

曾内服中西药、肌内注射丹参液及参三七、理疗等,但疗效不显而出院。现除双眼视力差外,全身情况基本良好。查视力:右眼 0.08,左眼指数 40 cm,均不能矫正。双眼见翼状胬肉,角膜透明,晶状体皮质轻度混浊,玻璃体透明。眼底所见:双眼视神经乳头边界清,色泽正常,动静脉比例为 2∶3,未见交叉压迹,双黄斑区各有一个 1～1.5 mm 乳头大小,边界欠清之白色隆起的机化团,有色素增殖,中心光反射消失,右眼机化团内下方见一片约 1.5 mm 乳头大之暗红色深区出血。视网膜其余部分正常。双眼压正常。舌边尖稍红,苔薄白,脉弦细。诊断:青盲(双眼黄斑变性,右眼黄斑出血)。此乃痰湿蕴滞,脉络瘀阻,痰湿与瘀血混结所致。而右眼视力突降,乃是黄斑区出血所致。故先以活血祛瘀与化痰软坚散结并用,促进机化团之吸收。处方:

红花、当归尾各 10 g,川芎 7 g,赤芍、茺蔚子、桃仁、党参各 12 g,墨旱莲、白及、干地、茯苓各 15 g,田七末(冲)3 g,甘草 5 g。

每日 1 剂,每日 3 次。

二诊 共服药 21 剂。自觉全身无不适,查视力右 0.1,左 0.2。右眼黄斑区之出血已吸收,双黄斑区之机化团边缘也较清楚。舌脉同上。

于上方中去干地黄、川芎、墨旱莲,加三棱 15 g、浙贝母 12 g、生牡蛎 30 g(先煎)、当归尾改全当归。

三诊 二诊共服药 14 剂。视力右 0.1,左 0.3,余同前。

仍按上方茯苓改昆布 20 g,党参改黄芪 20 g,患者间断服药。

四诊 3 个月后复诊,眼症无变化,间有头晕,口干味咸,舌质淡暗有齿印,苔薄白,脉沉细。处方:

何首乌 25 g,当归、川芎各 12 g,党参、茯苓各 30 g,丹参 15 g,桃仁、茺蔚子、浙贝母各 12 g,甘草 7 g。

每日 1 剂,兼服杞菊地黄丸。

服药 1 个月后,头晕消失,视力右 0.2,左 0.3,舌脉同前。按前方作适当加减,嘱患者间断服药,以巩固疗效。复诊,视力左 0.3,右 0.3,双黄斑区机化团四周较洁,无新鲜出血及渗者,嘱服障眼明片巩固疗效半年余,双眼视稳定。

【按】 本案为慢性进行性目盲。20 年前开始视物昏蒙,终致视力几乎全无,根据眼底检查情况,分析为湿热瘀血阻碍经络。以活血祛瘀与化痰软坚散结法并用。先服方活血化瘀为主,后服方软坚化痰为主。其间又配以杞菊地黄丸,终于使视力恢复。此证西医诊断为"黄斑病变"。目前西医尚无有治法,尤其晚期(西医称为机化期)更无法挽救。本例为晚期,眼底检查所见十分典型。用中药挽救了视力。促进多年积聚的眼底机化团部分软化吸收,值得重视研究。(《古今名医医案评析》)

二十六、解建国案

案1 赵某,女,40 岁。

初诊(1989 年 5 月 8 日) 主诉:双眼先后突然视物不清,已 1 个月。眼科检查:右眼视力 0.08,左眼 0.1(均不能矫正)。色觉检查为色盲。双外眼无异常,双瞳孔直径约 5 mm,对光反应迟钝。眼底检查:视乳头冲血水肿,边界模糊,视网膜轻度水肿,无出血及渗出物,视野呈向心性收缩,并有中心暗点,眼压正常,视神经孔及蝶鞍 X 线摄片均无异常。舌质红,苔白,脉弦细。查阅 1988 年 4 月体检记录,左眼视力 0.6,左眼 0.5;矫正视力右眼 0.8,左眼 1.0。既往有头痛史,其兄在 2 年前有双眼术后视神经炎史。诊断:① 中医:青盲。② 西医:双眼 Lenber 病、视神经萎缩。辨证:肝肾亏虚。治法:滋补肝肾。处方:

逍遥散加丹皮、栀子、菊花、枸杞子、石菖蒲。

二诊(1989 年 6 月 8 日) 服用上述中药 30 剂,头痛较前明显减轻。

上方加用丹参 30 g、黄芪 30 g,以加强活血化瘀之功。

连服 1 个月后,自觉症状明显减轻。右眼视力 0.4. 左眼 0.5,矫正视力右眼 0.7,左眼 0.8,双眼瞳孔直径约 4 mm,对光反应灵敏。眼底检查:视乳头色淡,水肿消失,视网膜无水肿及渗出,余无异常。后又服杞菊地黄口服液。随访 1 年,视力稳定,而视野无明显变化。

案2 陈某,男,24 岁。

初诊(1989 年 11 月 2 日) 主诉:双眼视力减退 10 年,左眼近日加重。查:双眼视力 0.2,外眼(一),右眼黄斑区呈橘黄色囊样隆起,约 1.5D×2.5D 大小(D,屈光度),内侧出血,椭圆形,边界清晰,表面光滑,左眼黄斑区呈黑色改变,约 2.5PD(PD,双眼瞳距)大小。眼底荧光素血管造影:右眼病变区呈现边缘清晰的圆形或椭圆形弱荧光。此荧光一般延续至造影晚期,其周围有色素上皮萎缩性透见荧光,左眼为一近圆形强荧光。用上方治疗后,视力右眼 0.7、左眼 0.2,黄斑区卵黄物质明显吸收,出血消失。诊断:① 中医:青盲。② 西医:卵黄状黄斑变性(Best 病)。辨证:肝肾亏虚。治法:滋补肝肾。处方:

逍遥散加牡丹皮、栀子、菊花、枸杞子、石菖蒲。

二诊 以前方治疗 10 日,视力及眼底情况无改善。

在上方的基础上加用熟地 15 g、枸杞子 15 g、菟丝子 15 g、党参 15 g。

三诊 治疗 10 日后,右眼视力恢复至 1.0,但眼底情况无好转。

上方去泽兰、川芎,加莪术 5 g、昆布 10 g。

四诊 治疗半个月后,视力恢复至 1.2,黄斑区出现色素沉着和轻微瘢痕,中心反光隐约可见。

随访近 5 年,视力仍是右眼 1.2、左眼 0.2。

【按】青盲,指目外观正常而自视不见的病证。《内经》对此病已有描述,《灵枢·口问》曰:"液竭则精不灌,精不灌目无所见矣。"《针灸甲乙经》始有此病名。青盲之病因病机颇为复杂,或因肝肾两亏,精血虚少,不能上荣于目;或因郁怒伤肝,疏泄失常,气血阻滞,脉络不通,目失所荣;或因脾失健运,化源不足,目失濡养等,均可导致本病的发生。解建国据其主症、舌象及脉象,辨证为肝肾亏虚,切中病机,效果显著。(《解建国疑难顽怪病临证秘录》)

二十七、周兆祯案

案 刘某,男,15 岁。

初诊(1980 年 3 月 14 日) 突然视物不清 10 余日,伴有头晕,前额部隐痛。检查:视力,右眼 0.2,左眼 0.1,外眼无异常,瞳孔略大,对光反应迟钝。眼底双视盘色红,边缘模糊,生理凹陷消失,视网膜动脉细,静脉扩张,迂曲,黄斑部充血,中央凹反射不清。舌苔黄,脉弦数。诊断:青盲(视神经乳头炎),治则:疏风清热,活血滋阴。处方:

菊花 24 g,酒黄芩 12 g,酒生地 9 g,赤芍 9 g,知母 9 g,决明子 9 g,玄参 9 g,牡丹皮 9 g,川芎 3 g,犀角粉 0.6 g(冲)。

水煎服。

上方服 3 剂,症状大减。检查:视力右 0.5,左 0.4,眼底同前。守方又服

6剂，视力右眼0.6，左眼0.5，头晕头胀已除，眼底检查见双视盘略红，边缘稍模糊，视网膜静脉轻度充盈。至此，风热之象得以控制，加当归尾10 g，以增养血活血之力。守方继服18剂，视力逐步提高，又服10剂，视力达到1.5（双），诸证皆除，眼底仅是视盘颞侧色略淡，乃停药。

【按】目之所以有视觉功能，与肝的气血充盛有密切关系，而目系则是气血的重要通道，因而当肝经风热上攻目系时，目系气郁血闭，而致青盲。故治疗的关键是及时清肝经风热。菊花入肝经，主用于治疗肝经风热，有养肝明目的作用，所以重用其量。（《眼科名家临证精华》）

二十八、瞿氏眼科案

案1 张某，男，15岁，杭州市体校学生。

初诊 患者双眼视物模糊1月余，经杭州市某大医院诊为球后视神经炎、轴性视神经萎缩，经电子计算机断层扫描检查未见异常，用激素、B族维生素等未见效，于2005年8月来我处应诊。检查：右眼视力0.08，左眼视力0.12，眼底双眼视神经盘颞侧色白，边界清，视网膜血管无异常，黄斑反光暗。头晕，口苦，舌红，苔薄，脉弦细数。宜疏肝解郁，方用逍遥散加减。处方：

柴胡6 g，当归9 g，白茯苓10 g，炒白术9 g，白芍10 g，薄荷6 g，丹参10 g，熟地10 g，甘草6 g。

7剂，每日1剂，水煎服，分两次温服。肌内注射维生素 B_1、维生素 B_{12}，口服烟酸、呋喃硫胺（TIFD）、三磷酸腺苷（ATP）。

二诊 次诊，头晕、口苦症消，视力右眼0.2，左眼0.3。

上药续服10剂，西药不变。

三诊 复诊明显进步，视力右眼0.4，左眼0.6。

上方去薄荷加栀子10 g，菊花10 g。10剂，西药照旧。

四诊 1个月后复诊，双眼视力1.0，痊愈。续服维生素 B_1 半个月后停药。

案2 刘某，男，5岁，白水刘宅人。

初诊 因患流行性乙型脑炎而双目失明，经多家医院治疗未见好转，1980年前来我处就诊。双眼外部正常，但视力消失，苹果给他都看不见接。

眼底检查：双眼视神经盘色白,边界尚清,视网膜血管稍细,黄斑区反光点暗。诊为双眼球后视神经炎,继发性视神经萎缩。舌红,苔薄,脉细数,听力很差。属肝郁气滞,精血耗损,目失涵养。宜疏肝解郁,活血散瘀,补气养血。方用六味地黄丸加减。处方:

熟地6g,山茱萸6g,山药6g,泽泻6g,牡丹皮6g,茯苓6g,枸杞6g,羚羊角1.5g。

7剂,每日1剂,水煎服,分两次温服。肌内注射维生素B_1、维生素B_{12},口服烟酸、ATP、四氢糠醛二硫硫胺素(TTFD)。

二诊 双眼能看见手动。

上方续用7剂。

三诊 能自己走路,听力明显好转,有口干。

上方去枸杞、羚羊角,加知母6g,黄柏6g。7剂。肌内注射改隔日1次,口服加TFD片,每日3次,每次1粒。

2个月后复诊病愈。5年后复检双眼正常,视力1.0。

案3 应某,男,2岁,状元人,无职业。

初诊 1978年11月就诊主诉双眼视物模糊已久,自上小学一年级开始,发现双眼视远近都不清,后来因视力不好影响学习,只好停学。近一段时间,视力继续下降,经常有头晕耳鸣腰部酸痛,两目干涩,视物昏矇,检视力右眼0.1,左眼0.15,双眼外无殊。眼底检查:双眼视神经盘色苍白,边界尚清,视网膜动静脉血管变细,黄斑反光点暗,中心视野缺损。诊为双眼遗传性视神经萎缩。舌红,苔薄,脉沉细。治宜补气养血,方用明目地黄汤加减。处方:

熟地12g,生地12g,山药10g,泽泻10g,山茱萸10g,牡丹皮10g,茯神10g,柴胡18g,当归身10g,五味子18g。

5剂,每日1剂,水煎服,分两次温服。口服烟酸(50mg/粒)每次2粒,每日3次,维生素B_1(每粒10g)每次2粒,每日3次,ATP片每次2粒,每日3次。

二诊 自觉进步。

上方中药加麦冬10g,5剂,每日1剂,西药不变。

三诊 复诊视力右眼0.2,左眼0.3。

上方中药加石决明 15 g,5 剂,每日 1 剂,西药照常。

四诊 2 周后复诊,视力双眼 0.4。

五诊 上方续服半个月,视力 0.5,至今视力尚可,生活能自理。(《百年瞿氏眼科》)

二十九、洪亮案

案 男,48 岁。

初诊(1989 年 12 月 18 日) 双眼因患视神经炎后视力减退 10 余年,近月视力下降加剧,视物蒙昧不清,影响工作。曾用肌酐、ATP、烟酸、维生素 B_1、维生素 E 等药,病情仍无明显改善。眼科检查:视力右 0.1,左 0.1。双外眼正常。眼底:双视盘淡白,境界模糊,视网膜血管细,黄斑色素紊乱,中心凹反光消失。舌暗红、苔薄白,脉弦涩。诊断:双眼继发性视神经萎缩。证属玄府郁滞,目系失养。治宜通利玄府,养肝明目。处方:

四物汤加远志、石菖蒲、郁金各 10 g,丹参、女贞子、枸杞各 15 g。

服药 30 剂,患者双眼视力略增,右 0.2、左 0.3。此方加减续服 2 个月,双眼视物较前清晰,恢复日常工作。检查:视力右 0.4,左 0.5。眼底无明显变化。〔洪亮. 加减四物汤在眼科应用示例[J]. 中国中医眼科杂志,1993(3):44 - 46.〕

三十、彭清华案

案 某男,18 岁。

初诊(1990 年 10 月 4 日) 因不慎从 3 m 高的围墙上跌下,右眼撞在横卧于地的木头上,导致右眼视物不见 6 日。诉右眼撞伤后第 2 日即在某省医院做 CT 检查,发现右眼视神经管骨片裂伤,视神经轻度肿胀;第 3 日作 VEP 检查,右眼波型呈熄灭型。诊断为视神经挫伤(右),予以血管扩张剂、维生素、能量合剂等治疗无效而求治于我院。现有眼视物不见,视:右眼手动限前;左眼 1.2。右眼睑轻度青紫,角膜透明,前房清晰,瞳孔散大约 5 mm,对光反射迟钝。查眼底见右眼视盘边界清、色泽偏淡,视网膜及其黄斑部无明显异常;左眼无异常。舌淡红脉缓。诊断:视神经挫伤(右),外伤性早期视神经萎缩(右),眼睑挫伤(右)。中医诊断:暴盲(右)。治以益气活血、养阴利水。方用补阳还五汤加减：

黄芪 30 g，生地 15 g，当归尾 12 g，地龙 10 g，赤芍 10 g，川芎 10 g，墨旱莲 15 g，红花 6 g，茯苓 15 g，白术 10 g，炙甘草 5 g。

每日 1 剂。配合高压氧治疗，每日 1 次，连续 10 次。

服药 5 剂后，右眼视力上升到 0.01；再服 7 剂，视力上升到 0.08。原方继服 15 剂，右眼视力 0.3，眼底视盘淡白色。上方继服 30 剂，右眼视力未再增进。随访 2 年余，右眼视力直维持在 0.3。

【按】视神经挫伤以外伤后视力急剧下降为特征，若抢救治疗不及时，可产生视神经萎缩而水久失明。本例外伤后已气阴两亏，乃以补阳还五汤为主益气活血，加生地、墨旱莲养阴血，炙甘草益气，茯苓、白术益气利水明目，并配合高压氧治疗以加强视神经耐缺氧的功能，终于挽救了患者的部分视功能。（《眼科名家临证精华》）

参考书目

［1］吴普,等述. 神农本草经［M］. 孙星衍,孙冯翼撰;戴铭,等点校. 南宁:广西科学技术出版社,2016.

［2］葆光道人. 秘传眼科龙木论［M］. 北京:人民卫生出版社,1958.

［3］王怀隐. 太平圣惠方［M］. 北京:人民卫生出版社,1958.

［4］朱橚. 普济方［M］. 北京:人民卫生出版社,1983.

［5］巢元方. 诸病源候论［M］. 黄作阵点校. 沈阳:辽宁科学技术出版社,1997.

［6］王肯堂. 证治准绳［M］. 吴唯,等校注,北京:中国中医药出版社,1997.

［7］傅仁宇. 审视瑶函［M］. 图娅点校. 沈阳:辽宁科学技术出版社,1997.

［8］黄庭镜. 目经大成［M］. 卢丙辰,张邓民点校. 北京:中医古籍出版社,1987.

［9］缪晚虹,张兴儒. 实用中医眼科学［M］. 北京:中国中医药出版社,2015.

［10］刘昉. 幼幼新书［M］. 北京:人民卫生出版社,1987.

［11］赵佶. 圣济总录［M］. 王振国,等主校. 北京:中国中医药出版社,2018.

［12］俊笃士雅. 皇汉医学丛书:第10册. 眼科锦囊［M］. 陈存仁编校. 世界书局,民国二十五(1936).

［13］徐春甫. 古今医统大全［M］. 崔仲平,等主校. 北京:人民卫生出版社,1991.

［14］陈长红. 华佗神方［M］. 北京:中医古籍出版社,2007.

［15］王璆. 是斋百一选方［M］. 上海:上海科学技术出版社,2003.

［16］王士雄. 四科简效方［M］. 北京:中医古籍出版社,1991.

［17］无名氏. 明目至宝［M］. 魏淳,等点校. 北京:人民卫生出版社,1992.

［18］吴谦,等. 医宗金鉴:眼科心法要诀［M］. 北京:人民卫生出版社,1963.

［19］曹炳章. 历代中医珍本集成. 巢氏病源补养宣导法［M］. 上海:上海三联书店,1990.

［20］无名氏. 明目神验方［M］. 北京:中医古籍出版社,2009.

［21］徐春甫. 古今医统大全［M］. 崔仲平,王耀廷主校. 北京:人民卫生出版社,1991.

［22］张璐. 张氏医通［M］. 李静芳,建一校注. 北京:中国中医药出版社,1995.

［23］赵双壁. 中国古医籍整理丛书:银海精微补［M］. 章红梅,和中浚校注. 北京:中国中医药出版社,2015.

［24］周奉建. 张皆春眼科证治［M］. 济南:山东科学技术出版社,1980.

［25］张彬,霍双. 中医治疗视神经萎缩［M］. 石家庄:河北科学技术出版社,2015.

［26］彭清华,彭俊. 眼科名家临证精华［M］. 北京:中国中医药出版社,2018.

［27］石守礼. 眼底病的中医证治研究［M］. 北京:中国科学技术出版社,1996.

［28］国家药典委员会. 中华人民共和国药典:一部［M］. 北京:中国医药科技出版社,2020.

［29］竭宝峰,江磊. 中华偏方［M］. 哈尔滨:黑龙江科学技术出版社,2011.

［30］陈静岐. 临床食疗配方［M］. 天津:天津科学技术出版社,1996.

［31］李向丽,丁劲,刘小勤. 中医医院康复指导手册［M］. 兰州:甘肃科学技术出版社,2018.

［32］王剑,杨怀京. 李时珍医方大全［M］. 武汉:湖北科学技术出版社,2015.

［33］皇甫谧. 针灸甲乙经［M］. 王晓兰点校. 沈阳:辽宁科学技术出版社,1997.

［34］孙思邈. 备急千金要方［M］. 太原:山西科学技术出版社,2010.

［35］王执中. 针灸资生经［M］. 北京:中国书店,1987.

［36］陈会撰,刘瑾补辑. 神应经［M］. 李宁点校. 北京:中医古籍出版社,1990.

[37] 杨继洲. 针灸大成[M]. 天津：天津科学技术出版社,2017.

[38] 陈廷铨. 罗遗编[M]. 北京：中医古籍出版社,2015.

[39] 承淡安,承为奋. 承淡安针灸选集[M]. 上海：上海科学技术出版社,1986.

[40] 王占伟. 承门中医针灸宝典[M]. 沈阳：辽宁科学技术出版社,2016.

[41] 蔡铁如,宁泽璞. 国医大师专科专病用方经验：针灸分册[M]. 北京：中国中医药出版社,2018.

[42] 路玫. 河南省当代特色针灸技术集萃[M]. 郑州：河南科学技术出版社,2014.

[43] 张仁,徐红. 眼病针灸[M]. 上海：上海科学技术文献出版社,2014.

[44] 谢强,杨淑荣,黄冰林. 旴医谢强五官针灸传珍[M]. 北京：中国医药科技出版社,2016.

[45] 刘福,金安德. 张涛清针灸治验选[M]. 兰州：甘肃科学技术出版社,1987.

[46] 郑魁山. 郑氏针灸全集[M]. 北京：人民卫生出版社,2000.

[47] 杨金生,王莹莹. 中医针灸传承集粹[M]. 北京：中国中医药出版社,2015.

[48] 刘智斌,郭遂成,高新彦. 古今名医针灸医案赏析[M]. 北京：人民军医出版社,2008.

[49] 钟梅泉. 中国梅花针[M]. 北京：人民卫生出版社,1984.

[50] 王雪苔,刘冠军. 中国当代针灸名家医案[M]. 长春：吉林科学技术出版社,1991.

[51] 王静,李略. 全净通疏经罐疗学[M]. 北京：中医古籍出版社,2010.

[52] 孔垂成. 中医现代刮痧教程[M]. 北京：中国医药科技出版社,2001.

[53] 柏超然,等. 中医眼科全书·眼科临证精华[M]. 北京：人民卫生出版社,1996.

[54] 杨运高,胡竹平,苟珊. 眼科病临证妙谛[M]. 北京：人民军医出版社,2008.

[55] 彭清华. 全国中医眼科名家学术经验集[M]. 北京：中国中医药出版社,2014.

[56] 邓铁涛. 中华名老中医学验传承宝库[M]. 北京：中国科学技术出版社,2008.

[57] 苏藩. 苏藩学术思想与临床经验集[M]. 北京：中国中医药出版社,2015.

[58] 耿呈祥. 耿呈祥奇方妙治经验[M]. 太原：山西科学技术出版社,2017.

[59] 吴大真,王凤岐,等. 现代名中医眼科治疗绝技[M]. 北京：科学技术文献出版社,2006.

[60] 赵学敏. 串雅外编[M]. 北京：人民卫生出版社,1960.

[61] 沈源. 奇症汇[M]. 魏淑敏,于枫点校. 北京：中医古籍出版社,1991.

[62] 魏之琇. 续名医类案[M]. 北京：人民卫生出版社,1957.

[63] 路际平. 眼科临症笔记[M]. 郑州：河南人民出版社,1976.

[64] 《北京市老中医经验选编》编委会. 北京市老中医经验选编[M]. 北京：北京出版社,1980.

[65] 蔡剑前. 诊籍续焰——山东中医验案选[M]. 青岛：青岛出版社,1992.

[66] 柳少逸. 牟永昌诊籍纂论[M]. 北京：中国中医药出版社,2017.

[67] 路志正,高荣林等. 路志正医林集腋[M]. 北京：人民卫生出版社,1990.

[68] 彭清华. 眼科病名家医案·妙方解析[M]. 北京：人民军医出版社,2007.

[69] 单书健. 重订古今名医临证金鉴：奇症卷[M]. 北京：中国医药科技出版社,2017.

[70] 中医研究院广安门医院. 医话医论荟要[M]. 北京：人民卫生出版社,1982.

[71] 李纪源. 李纪源眼科临证心悟[M]. 郑州：中原农民出版社,2013.

[72] 袁今奇. 袁今奇医文集[M]. 北京：中医古籍出版社,2018.

[73] 苏春燕,徐小曼,刘玉姿,等. 解建国疑难顽怪病临证秘录[M]. 北京：中国中医药出版社,2011.

[74] 瞿建平,瞿陈宇. 百年瞿氏眼科[M]. 南京：江苏凤凰科学技术出版社,2017.

[75] 夏广坦,夏济勋. 五轮临床夏氏眼科验录[M]. 石家庄：河北科学技术出版社,2010.